原水文化

ICU重症醫療現場3
當個更有溫度的人

奇美醫學中心
加護醫學部主治醫師
陳志金——著

你可以比你想的還暖！
一個簡單、雞婆的舉動，讓找不到方向的人安定下來，
讓受傷的心得到療癒，讓「善的循環」就此展開。

CONTENTS

推薦序

6 雁過留痕，渡人渡己
——吳明賢／臺大醫院院長

8 找回醫病溝通的溫度，十年如一日的阿金師傅
——林宏榮／奇美醫學中心院長、醫策會前執行長

10 易位思考：在教育和重症醫療現場同等重要
——葉丙成／教育部次長

12 更有溫度的人，更溫暖的社會
——張書森／臺灣大學健康行為與社區科學研究所教授暨所長

14 讓離開的人好好走，讓留下來的人好好活
——神老師＆神媽咪／國小老師、作家

16 一位渾身亮點，幽默自嘲，散發暖意的資深暖醫
——楊斯棓／醫師、《要有一個人》作者

20 在醫療抉擇的難題裡，一道暖心相伴的光
——蕭靜雯／國立教育廣播電臺〈教育大不同〉節目主持人

23 推薦語（依交稿先後排序）
——陳建仁、陳永興、蘇怡寧、謝文憲、江文莒、許書華、
黃健予、孟買春秋、黃兆徽、梁茜雯、郭昱晴

作者序

26 從ICU看見
不一樣的需求和溫暖
——陳志金（阿金醫師）

CHAPTER 1
生死邊緣的觀察
那些用「心眼」才看得見的隱藏版需求

34 「別急救了，讓他好好離開。」當三件重症一起來

39 「我們想要開車把他載回去。」同理家屬的為難

48 「今天是〇床的生日。」病房裡的生日可以不「難過」

52 「你明明說可以轉病房了！」等床等到生氣的阿嬤

58 「如果是你，你會怎麼做？」果斷卻放不下的醫師兒子

64 「……。」已讀不回的冷漠兒孫？

69 「具體怎麼做，我給你建議。」一體適用的老公處方箋

76 「那個昏迷年輕人吸毒了？」醫師使命、偵探精神

82 特別收錄・金心不騙 1 —— 看診「十不」有聽要想到

CHAPTER 2
好好說再見
那些沒有準備卻必須面對的揪心時刻

90 「你照顧過往生的病人嗎？」ICU的第三種選擇

97 「你希望怎麼離開世界？」說走就走的殘忍

101 「我是那個孩子的媽媽。」一個路過的擁抱

107 「我喜歡這樣的醫病關係。」阿嬤合起來的嘴巴

116 「人都這樣了，為什麼如此無情？」掛電話的家屬

121 「等等，還有一個人要來！」家屬到了，才可以死？

126 「不繼續壓，我就告你們！」同居人的剩餘價值

132 特別收錄・金心不騙 2 —— 領藥「十不」有聽要辦到

CHAPTER 3 遺憾，是一種禮物

那些不存在的早知道與必須被理解的決定

138 「為什麼想當醫師？」**我要幫母親報仇**

144 「你會CPR嗎？」**就事論事的殺傷力**

149 「我就是要讓他內疚啊！」**住院醫師的正義感**？

154 「我想說沒那麼嚴重…」**動怒後的反省**

161 「來住女婿家，跌倒撞到頭。」**有溫度的救治**

166 「這樣的決定很冷血嗎？」**救與不救的掙扎**

173 「能多給他們幾天時間嗎？」**無助的異鄉人**

178 「她能撐到母親節嗎？」**最後一個「有母親的節」**

184 **特別收錄・金心不騙 3 —— 住院「十四不」** 有聽要做到

CHAPTER 4 刻在我心裡的名字

那些為我的人生持續加溫的每個你

190 「他終於開口了！」**是誰的眼神鎖定我**

196 「希望以後能幫助更多人。」**十七歲的她們**

201 「最近上班都很無力。」**病人教我的同理心**

206 「我被轉學三次。」**一輩子的貴人師長**

215 「你沒有媽媽！」**不，我有五位媽媽**

221 「人情世故一定要啦！」**逐漸明白的父愛**

227 「我可以陪他去醫院！」**臺灣最美的風景**

236 **特別收錄・金心不騙 4 —— 醫療是攔截行為** 有聽要知道

吳明賢（臺大醫院院長）

雁過留痕 渡人渡己

病魔之前、人人平等。無論是達官貴人，還是販夫走卒，人的一生或多或少都會受到病痛的困擾。而在不幸生病之時，大部分的人都會比健康的時候更敏感，更渴望親情、友情，更需要醫療專業的協助與關懷。

身疾可治、情病難醫，因此良醫除醫身體之病，也需醫受傷之心。當我們重新思考，回歸醫療本質，回到全心全意利益病人的原點，醫療的專業加上真誠的力量，才是醫生受到世人尊重的原因。

陳志金醫師是一位具有豐富人文情懷的胸腔重症科主治醫師，他負責照顧醫院中最困難的加護病房病人多年。在家屬悲傷與病患面臨死亡的面前，他植基於人性的關懷及專業的訓練，走入病患和家屬的內心，以一篇篇沁人心靈的故事，刻鏤人性的掙扎思考，談病說病以故事方式留下一系列《ICU 重症醫療現場》的珍貴紀錄，感動了無數讀者，成為不折不扣的暢銷書。

此系列第三集以「當個更有溫度的人」為主題，人生的價值在於內心的選擇，而生命的溫度就在於靈魂的接受。但是在目前物質極度豐富的世界當中，缺乏的是彼此之間的信任和心與心的鏈接。

為何愛會傷人？因為每個人都有自己認知的坐標系。一段有效的溝通，產生必要的同理心，讓彼此都能站在對方的立場去思考問題，是避免醫病糾紛、撫平傷痛的不二法門。哲學家叔本華認為文學中悲劇的最高境界是故事裡沒有惡人，也沒有造化弄人的命運，而是每個人都站在自己的角度做自己認為對的事情。

身為醫生，能力越大、責任越大。喜歡佛法的我，認為落實在職場和生活中，就是以慈悲心包容眾生，以柔軟心忍辱一切，以智慧處理問題，放下心中的罣礙。

最近興起的「敘事醫學（narrative medicine）」是透過患者的故事，處理伴隨身體疾病出現的關係上及心理上的問題，在進行敘事醫學的過程中，不單是確認患者及家屬的體驗，也鼓勵醫師的創造力及自我反思。經由反思、同理、自我探索，去達到全人的觀點，促進良好醫病關係，提升工作場域中之溝通與同理心，尊重病人自主權等生命倫理議題的思辨。

陳醫師的這本書，走入重症醫師的內心，突顯他秉持仁心仁術體恤幫助受苦的病患，讓美好的醫學人文精神被看見，是敘事醫學的積極實踐，也是最佳的參考書，本人鄭重推薦給所有的醫護同仁及一般大眾。

林宏榮（奇美醫學中心院長、醫策會前執行長）

找回醫病溝通的溫度 十年如一日的阿金師傅

我是急診專科和腦神經外科出身，行醫過程看到許多醫療人員因醫糾挫折變得冷漠、熱情不再，因此對於醫療人員，特別是急重症醫療人員所面對的壓力與耗竭（Burnout）有深刻印象。我常想：這些問題能不能有系統性的處理方式？2009 年，阿金醫師接受醫策會 TRM（Team Resource Management）訓練，我和阿金就開始推動 TRM 團隊資源管理的本土化訓練，教導醫療人員如何進行良好團隊合作、有效溝通，以確保病人安全，進而減少醫療人員的工作壓力。我們還全臺灣走透透，跟其他醫院分享這套本土化模式。

團隊合作固然能減少醫糾，但我們還需要軟性工具來協助受傷害的同仁復原。因此，我在 2013 年指派阿金到美國杜克大學（Duke）的病人安全中心去學習韌性力（Resilience）、正向心理學和正念（Mindfulness）在病人安全的應用。在後續討論中，我跟阿金總結出關懷才是醫病溝通與同仁復原的核心，於是我們開始改變醫療爭議的溝通模式，首重關懷，我們曾協助藥害基金會與醫策會製訂「醫療爭議處理」訓練教材。本院因而獲得衛福部頒發「醫療事故關懷服務績優機構獎」，本人、阿金醫師和蔡雅雯醫檢師則陸續獲頒「醫療事故關懷服務績優個人獎」。

奇美醫院在2013年引進美國加州大學洛杉磯分校（UCLA）醫院所開發的溝通模式 CICARE，以關懷出發，促進醫病溝通及醫療人員間的溝通，亦於 2014 年獲得第十二屆遠見五星服務獎「醫療院所類冠軍」。2016 年，阿金將我在醫策會推動的 SDM（Shared Decision Making）醫病共享決策，導入 ICU 重症醫療，協助家屬進行困難醫療決策的達成，並於 2018 年獲得國家醫療品質獎金獎，阿金後續在神經加護病房中普遍地推動，也創下家屬「零後悔」的紀錄。

2023 年，我們一起推動以美國健康照護促進協會（IHI）Joy in Work（樂在工作）為基礎的「樂在團隊合作（Joy in Teamwork）」活動及員工健康生活型態，致力打造更健康、更快樂、更幸福的職場。這十幾年來，我和阿金並肩作戰，關係亦師亦友，我非常肯定他推動醫病溝通的努力。

在忙碌工作之餘，阿金抽空經營社群媒體、寫書，讓廣大民眾更了解醫療的現況、更同理醫療人員的辛苦，也讓更多醫療人員了解：如何更有同理心的溝通、如何易位思考、如何讓家屬感受到溫暖。阿金做這些事的起心動念，源自於他十七歲那一年的遺憾，如今他能夠轉念，化遺憾為動力，是一件令人欣慰的事。

經過十年的努力，我想，阿金醫師在醫病溝通上已進化成阿金師傅，而《ICU 重症醫療現場》也出到第三本了。這三本都相當適合作為醫學生或年輕住院醫師學習醫病溝通或同理心的教材，也很適合一般民眾閱讀。本人極力推薦阿金師傅這本書，讓我們一起找回醫病溝通中的溫度！

葉丙成（教育部次長）

易位思考：在教育和重症醫療現場同等重要

過去這些年來，臺灣的教學現場常有家長因為老師的教學方法因為不了解而產生質疑，然後便從比較負面的角度去解讀老師的作法跟動機。比如說會覺得老師是因為偷懶或是對孩子偏心，所以才會這樣那樣。然後就會越想越氣，最後甚至去投訴老師。

但往往如果家長有願意去好好了解老師作法背後的原因跟脈絡，可能就會發現老師之所以這樣教是有原因的，並不是如家長想的那樣。但不幸被誤會的老師，在被家長投訴之後很容易心冷，親師關係也出現裂痕。到最後親師生都成了輸家。

這樣的憾事會一再發生，主要的原因在於親師之間缺乏相互的了解。因為不了解，才會錯誤的解讀，然後生出負面的情緒跟反應，造成了對彼此的傷害。如果大家彼此能有更多的機會相互溝通、相互了解，就不會出現這樣親師生三輸的局面。

其實在醫療界也常有這樣的情況。病人、家屬在醫院，因為對醫護人員的不夠了解，所以對於許多的醫療行為或處置感到不解。尤其是看到自己家屬生病受苦的時候，這種不解很容易會衍生出怒氣，最後甚至變成對醫護人員負面的情緒跟行為。我每次看到這樣的新聞，都感同身受，因為這跟我們在教育界所看到的問題非常類似！

這也是為什麼我對於阿金醫師在做的事情，非常佩服。阿金醫師透過他的寫作，將醫護人員的日常寫成一個又一個真誠動人的故事。透過他的故事，讓我們看到醫師、護理師他們熱血救人、為病人著想的那一面。我們也看到了他們在醫療的過程中，就跟我們平常人一樣有著許多掙扎、猶豫、難過、開心、感動，只是那些可能是病人跟家屬在醫療背後所看不到的。

阿金醫師的故事幫助我們看到了這一切，讓我們對醫師、護理師更加了解、也增加了對彼此的信任與體諒。這對整體社會醫病關係的促進，是非常重要的！真心感佩阿金醫師在繁忙的醫療工作之餘，還為了提升醫病關係投入這樣的心力。

誠心推薦這本好書給您。阿金醫師的這些故事，會讓您對生命有更不一樣的思考，對這世界更知福、更惜福。

張書森（臺灣大學健康行為與社區科學研究所教授暨所長）

更有溫度的人 更溫暖的社會

在敲碗許久之後，阿金醫師終於為讀者們獻上「三寶」：他的第三本ICU重症醫療故事專書，延續前兩本專書（大寶、二寶）的精采，再次帶來暖心故事、生死智慧與感人的醫病互動。

讀阿金醫師這本書，除了以單純讀者身分來「享用」，對我而言，還存在著獨特的意義。阿金醫師是我的大學同學兼好友，我們認識至今已超過三十年。在本書〈不，我有五位媽媽〉中，阿金醫師把我的母親也視作他的一位媽媽，於是我也自然而然成為他的兄弟。

當年我們一起進到醫院見習與實習，從病人、家屬、師長與學長姐身上，對照教科書裡的硬知識，再配上《急診室的春天》影集裡的情節，如履薄冰，相濡以沫，一同學習臨床醫學與醫病互動。所謂「凡盜取生命奧秘的人，必須為此付出許諾。」阿金醫師的許諾是看見病人與家屬的需求，讓自己成為一個更有溫度的人。

讀者可以從本書中獲得多重收穫。阿金醫師分享的臨床故事充滿重要的細節與情感，幫助我們真正理解彼此，獲得深層的感動。阿金醫師讓我們看見「同理心」需要透過行動來具體展現，包括細微的觀察、和緩的態度、積極的聆聽與資訊的共享——醫療不僅是「治癒（cure）」更是「照護（care）」。

阿金醫師提供給家屬的手寫「病情解說單」就是最好的例證，不僅圖文並茂說明病情，同時傾聽與回應家屬的疑問，如他的名句「不只是要救病人，更要救家屬。」書中，還有阿金醫師貼心提供讀者和醫師互動的指南，包括看診時十件不要做的事，及住院時十四件不要做的事，幽默又實用，敬請翻閱自行服用。

阿金醫師書中的臨終故事，啓發我們及早思考為自己與親愛的家人對那終將到來的一天做準備。二〇二〇年，臺灣「生死線」出現死亡交叉，全年死亡數為 17 萬 3,156 人，多於出生嬰兒數 16 萬 5,249 人。相比迎接新生命，我們將有更多的機會面對臨終議題，學習告別與放下。

書中，阿金醫師分享更多的個人故事，不斷重返他習醫的初心。或許讓一些讀者感到驚訝，母親早逝的遺憾讓十七歲的少年阿金懷著「我要幫母親報仇！」的心情進入醫界。然而多年執業所積累的智慧，加上深刻反思與自我和解，使他早以「讓同樣的憾事不再發生」的昇華來進行「成熟報復」。這讓我深受感動，不由自主聯想到當代臺灣所面對的種種挑戰，我們需要有更多人進行深層理解與溝通，以「成熟報復」之姿來避免重蹈遺憾。阿金，這是我們三十多年來共享的「抱負」，是吧？

翻開這本書，能在忙碌生活之餘帶來對生命的洞察，為學子們提供啓發，並為這個世界增添溫暖，因為我們會想和阿金醫師一樣，成為一個更有溫度的人！

神老師 & 神媽咪（國小老師、作家）

讓離開的人好好走
讓留下來的人好好活

有一次參加了阿金醫師的臺北簽書會，那是我們第一次見面，阿金醫師就像在臉書一樣的親切。

從很久以前就開始追阿金醫師的文章，我喜歡文章中的幽默和善意，阿金醫師也常常受到酸民的惡意，但是總能用幽默又正向的方式處理，讓人看見他的高 EQ，也學習他面對惡意的大氣，有專業何懼他人的質疑和惡意？

阿金醫師是 ICU 加護醫學部的主治醫師。對我來說，常常覺得醫院冷冰冰，醫師像是判官開口就決定最後的結果，沒有商量的餘地，但是透過阿金醫師的文章，我才了解原來在生死關頭，對待同一個生命能有不同的溫度和做法。

阿金醫師說，在這個病人已經走到人生最困難甚至最後的階段，他們的醫療團隊不只在搶救病人，也努力治療陪伴的家人。雖然在 ICU 裡常常要面對病人的逝去和親人的傷痛，但並沒有讓阿金醫師習以為常，更沒有冷漠以對，而是用更溫暖更周全的方式，讓病人和家人都沒有留下遺憾。

面對親人的離開會有很多負面情緒，氣自己沒有及時救助、怒急救單位不夠盡力、怨懟照顧者沒有盡到照顧的責任……，在病人離開後，就會留下很多的遺憾，但是在阿金醫師的醫療現場，他努力協助完成沒有遺憾的四道：道謝、道歉、道愛和最後的道別。謝謝陳志金醫師在專業的崗位上，這麼有溫度，這麼努力！

阿金醫師常說，無論我們在哪一個位置，都能當一個有溫度的人，拚一個無憾，拼一個圓滿。透過他的分享，讓同樣身為醫療人員的醫師和護理人員能看見不同的做法，在執行專業時也能保有同理心，讓離開的人好好走，讓留下來的人好好活。我們不是醫療人員，也能學習在自己的專業裡，保有同理、熱情和善意。

楊斯棓（醫師、《要有一個人》作者）

一位渾身亮點，幽默自嘲散發暖意的資深暖醫

陳志金醫師是個渾身亮點，偶爾幽默自嘲，不時散發暖意的資深暖醫。他是第二十五屆臺大醫學系畢業生，他的學號末三碼是一二一。曾有酸民不喜陳醫師言論，得知他是馬來西亞僑生，就想用「加分的」當起手式攻擊他。

厲害的人總沉得住氣，陳醫師娓娓道來，他從不諱言自己是馬來西亞華人加上臺灣女婿背景，而且我覺得他還是馬來西亞跟臺灣之間一座友誼的橋梁。陳醫師筆下曾細說從頭「當年，臺灣提供兩個免試保送臺大醫學系的名額給馬來西亞，而我是當年的『馬來西亞獨中統一考試』的第一名（生物、化學、數學三科是全國最高分）」。

我讀過李光耀的傳記，陳醫師那段話，讓我想起李光耀在那個年紀亦是新加坡和馬來亞（馬來西亞的前身）第一名，李光耀獲頒安德森獎學金，得以進入萊佛士學院（Raffles College）就讀。（註：安德森獎學金是當時最受重視的獎學金，每三年頒發一次，每年可以獲得大約九百元，只頒給高考成績最好的學生，一九四〇年這期得主是李光耀。）

也許有些人還會想說「就算你是馬來西亞最厲害，你進臺大醫學系之後，會不會被本地生屌打？」陳醫師勝者不驕的解

釋「大一第二學期，我得了書卷獎（全班排名前 5%，我們班有 140 人，所以有 7 人會得獎），大二、大七也各得一次，共是三次書卷獎，最後是以全班第 10 名畢業（畢業時，班上剩下 135 人）。」他們班第一名畢業生是王麗潔醫師，小兒風溼免疫科醫師。王麗潔醫師畢業之際，獲得杜聰明獎學金。陳醫師醫學系最後一年，也獲得俞國華獎學金，豐厚的五萬元，夠他付學雜費。

陳醫師是臺大醫科生中的佼佼者，如果你不知道或不相信馬來西亞獨中第一名有多厲害，由陳醫師畢業成績回推，也可以理解，那大概跟建中、中一中、雄中前幾名畢業，是差不多厲害的。

不過，陳醫師並不是耽溺在分數競逐上去不斷論述孰優孰劣，他以極務實的觀點解釋「我把書讀好、成績考好，並不是為了證明自己多強、能力有多好，而是為了申請獎學金，只有這樣我才能繼續完成學業。」陳醫師不濫情於沒有背景的辛苦過往，我幫他翻譯如下：「我得讀好書，才能活下去。」

陳醫師在臺大完成內科、胸腔暨重症專科訓練後，選擇留在沒有太多人有興趣的重症領域，服務迄今。他致力於推動病人安全、醫病溝通、關懷、TRM、SDM、器官捐贈、安寧……，除了用醫學專業，也善用臉書，以及撰寫書籍，三軌並行。本書正是他的第三部作品。

有時讀著陳醫師的話，讓人感動莫名，有些臺灣生養的醫師對臺灣的愛，遠遜陳醫師。他曾說「（選擇在重症領域服務）算是報答臺灣對我的栽培。我很愛臺灣，愛她的自由、民主、包容、多元、還有大部分人的善良。臺灣不只是我太太、小孩的家，也是我的家。沒有當年的僑教政策，就沒有今天的阿金。我不介意別人問我『你聯考加幾分？』也不怕讓人知道『我沒有加分、也沒有考聯考。』不過我也想讓人知道，我沒有愧對這個入學的機會，也會用一輩子來報答所有幫助過我的人。」

若在演講臺上轉述陳醫師這段話，我可能念不到一半就會泣不成聲。怎麼會有一個成年前不是在臺灣長大，卻這麼熱愛臺灣的一個人？曾有極少數網友不喜陳醫師所言，憤憤在其三十二萬人追蹤的粉專留言說「不找你看診啦。」陳醫師溫暖慈悲的祝福對方並解釋：不要看到他比較好。因為他是加護病房的醫師，也就是說，如果你躺在某張床上，抬頭看到「主治醫師：陳志金」的標籤，那表示你人在加護病房內。

陳醫師寧願架上藥生塵，也不願人生病。

臉書上，他運用所學跟其智慧，消弭各種對立，包括醫病對立或是政治立場不同者間的對立。他的行事風格，剛好可以幫《慷慨的感染力：在善良被低估的年代，讓善意泛起漣漪》一書下註腳，該書作者克里斯．安德森（Chris Anderson）是 TED 總裁暨首席策展人。

本文撰文當天，我第一次受邀進棚參與知名節目〈新聞挖挖哇〉的錄製（有一百萬人訂閱其 YouTube 頻道），節目上，我引述了陳醫師第二本著作《ICU 重症醫療現場 2：用生命拚的生命》提到的「加護病房症候群」。簡言之，那是指病人身處加護病房的環境，因為生理、心理上的壓力、作息日夜顛倒，而出現對人、事、時、地、物有所混淆，或出現幻覺的症狀。

這些話，在醫學院念書的時代當然有念過，但是發生在家父身上時，給人的感受，截然不同。彼時，家父因肺炎、肺積水住院，因血氧濃度下降而從普通病房轉到加護病房，數日後他產生幻覺，他認為人在龍船上，而照顧他的護理師們，是一群仙女。他敘述的時候，安心而得意，還囑咐我要「一人買一粒仙桃」以「答謝仙女」。若沒有醫學背景，正常的人子都會害怕父親是否自此「一去不返」。

反過來說，也有不少平常跟父母堪稱疏離的成年人，等到父母住院之際，就把平時缺席的愧疚感（有時甚至這點還付之闕如），或是手足間的矛盾，一股腦地往醫護身上發洩，在手足或父母面前，表現出「好像也做了點什麼」。菩提心腸的陳醫師也會展現金剛手段，點出此乃「天邊孝子症候群」（Daughter from California Syndrome），約束此類人的行徑。

陳醫師的每一篇文章，既是暖文，也是警世文。我們能取他的暖，也學習他的智慧。陳醫師的文章既適合醫護閱讀，也適合病人及家屬閱讀，兩方都得以消弭對彼此的誤會。陳醫師的文章，甚至非常適合給國中生、高中生、醫學生閱讀，他們將更知道身而為人的意義。

蕭靜雯（國立教育廣播電臺〈教育大不同〉節目主持人）

在醫療抉擇的難題裡 一道暖心相伴的光

年過半百，很難沒有過醫院急診區與加護病房的天人交戰時刻。在這個人間修煉場，提醒了無常的存在，要珍惜當下，也會經歷病人狀況危急，關心則亂的家屬們意見分歧口水紛飛。

場景一：希望病人奇蹟康復，於是不顧危險硬要轉院／場景二：希望病人安然往生，忍受眾人責備，做出不急救的決定／場景三：在癌末階段，強力醫療與安寧療護兩方決裂／場景四：病人非理性暴怒，家人將情緒轉移到醫護人員上……。以上情境都是因為對病人的愛與不捨，隨著上場人物人品而演成鄉土劇或偶像劇，而第一幕常常是相似的驚慌失措。

人生無常，所以要有備，因為有備，才能從容以對，而有備的心靈資糧之一就是奇美醫學中心加護醫學部主治醫師陳志金所寫的《ICU 重症醫療現場 3：當個更有溫度的人》。

「學習放下是永遠的課題。請不要說家屬不理性，因為站在死神面前、面對至親『去留』的那時那刻，經歷再豐富、身分再特殊，都有需要跨過的那道坎。」書中這段文字，道盡病人家屬心中最幽微的心事。阿金醫師是一個非常溫暖的人，以理性醫療照護病人，以溫熱的同理心理解每個人的難處，書中的心靈篇章是他行醫的所見所聞，更可貴的是，透過文字敘述，讓我輩中人認識現在或未來可能遇到的醫療抉擇難題，也幫助醫護了解病人及其家屬心中的難處。

認識阿金醫師是在新思惟舉辦的論壇，很佩服他講座中分析國際醫療的觀點，也因為他全家出席（新思惟辦學卓越，學費有一定門檻）而誤以為他是含著金湯匙出生。直到閱讀《ICU重症醫療現場：熱血暖醫陳志金 勇敢而發真心話》才知道他的成長歷程根本是勵志電影。出生在馬來西亞的小鎮，家境清寒、保持全校第一名紀錄，惜才的師長幫助了他求學之路。

後來，節目專訪時，他分享了媽媽的故事：她罹患嚴重的心臟病，為了瓣膜置換手術排隊等了二年，術前母子搭了一個多小時公車才到醫院，一抵達媽媽就被送進加護病房。他原打算返校考完試再來陪媽媽，沒想到最後一節考試時，校長廣播告知他媽媽往生了，趕緊向同學借錢搭計程車，途中遇到塞車，只好一路狂奔只求能見到最後一面，但是趕到醫院時，已經是空空的一張床。獨自坐在太平間外，看著人進進出出、哭哭啼啼，直到數個小時後，爸爸才終於和殯儀館的人趕來。

對十七歲的他來說，這是非常非常大的衝擊，那個時候並沒有人了解他當下的內疚與自責。他曾經請媽媽詢問醫師自己到底是生什麼病，醫師只寫了兩個英文單字：mitral regurgitation，那是他認識的第一個醫學名詞。（聽他講完這段往事，我只能強忍淚水，趕快轉換話題。不然，只能播放《淚海》，哭完再訪了。）

身為加護病房醫師，專治重症病人，對待病人和家屬以關懷為出發點，他可以感受他們的焦慮不安，想要為病人盡一份心力的善意。阿金醫師一定用最淺顯的話語，讓家屬第一時間知道他的親人發生什麼事情？生了什麼病？接下來可能的治療有哪些選擇？可能的進展會怎麼走？有哪幾個走向？顧及可能聽完還是會有不清楚的地方，所以用一張 A4 紙摘述重點，每一個家人都有一張關鍵字病情筆記，當有新的進展再補充進來。除了筆記外，無論哪些家屬來探視都是不厭其煩的反覆說明。特別是遠親或天邊孝子女越了解病情，就不會在後面給予一些很不切實際的建議。

如果病人救不回來，他也會引導家屬轉念，及時道謝、道愛、道歉與道別，還有完成病人的未竟之事，協助解除家屬內疚與自責。他透過文章提醒大眾「救病人，也要救家屬。」他救病人、救家屬，也救了十七歲的自己。

奇美醫學中心加護醫學部主治醫師陳志金以醫術、話語和文字陪伴重症醫療現場的病人及其家屬，書中還有許多動人的故事，更多的感動就留待大家細細閱讀那些心靈篇章。

推薦語 依交稿先後排序

▶ 陳建仁 中研院院士暨特聘研究員

兩本醫療暢銷書的作者陳志金醫師，是一位仁心仁術兼備的良醫與名醫。這本《ICU 重症醫療現場 3：當個更有溫度的人》娓娓道盡醫病溝通、醫病互信、醫病同理的重要性。如果雙方都能成為有溫度的人，醫療會更和諧，社會會更溫暖。如果三本書一起看，更能體會志金醫師的真知灼見與溫暖醫心！

▶ 陳永興 精神科醫師、前羅東聖母醫院院長

我常被陳志金醫師的文章感動。他體貼病人和家屬，常在生死邊緣拯救病人也對家屬高度同理，經常反思醫療人員能否更有溫暖的付出人性關懷與尊重生命。他的書是臺灣當今社會最好的醫病溝通教材，我誠摯推薦。

▶ 蘇怡寧 慧智基因股份有限公司董事長暨執行長

生與死，是生命必經的歷程無一例外。阿金醫師用敏銳的眼將所見化作溫暖同理的文字，讓大家日後在終將面對生命即將定格時，能善終無憾。

▶ 謝文憲 企業講師、作家、主持人

陪伴父母雙親走過離世前的身心煎熬，加上疫情肆虐帶來的隔離之苦，幫助我度過難關的，除了家人朋友外，就是一句句醫護人員有溫度的關懷，和看見磨難與視病猶親的同理，醫療現場的人性關懷與最美風景，都在阿金醫師的書裡。

推薦語 依交稿先後排序

江文莒 臺大醫院雲林分院副院長

阿金醫師的溫暖，來自成長過程的真實體驗。由心而生，特別動人。每翻開一頁，就在此起彼落的雜沓急救聲中，看到一片靜謐的陽光。

許書華 醫師、作家、中華民國十大傑出青年

醫學除了科學理性，絕對也包含情感與溫度，阿金醫師完美演繹了其中的兼容並蓄。

黃健予 作家、換心人、電視劇《額外旅程》原型

我一直以為，生命只是一場帶著遺憾，卻永遠回不去的告別。直到認識了阿金醫師，才知道我們也可以同理即將臨終的家人及周遭所有人，讓他們彼此不帶著遺憾離開！他是一個永遠在醫療前線，溫暖世界的人。

阿金醫師有說不完的 ICU 故事。每個故事都是一場生死的搏鬥，每個故事都有一位暖心的主角，每個故事總能讓現場迅速溼熱起來。溼的是眼，熱的是心。

他忙著加護病房的工作、經營粉專，忙得風風火火，但手中的功夫可沒落下，不僅能執刀救人，也能執筆療傷，每每在讀完他的故事之後瞬間紅了眼眶。阿金醫師就是這樣一個，能讓你看見溫度的人！

當他邀請我推薦他的書，我沒有猶豫地答應下來。因為我又看到阿金醫師積極想要發揮他的影響力去溫暖更多的人，不管你在生活中面臨多少挫折，看完這本書，我相信你一定能感受到這個世界總是有這麼一個人，在對你伸出雙手、在對你溫柔以待。

▶ **孟買春秋** 《路透社》前記者

來自馬來西亞的陳志金醫師筆調時而風趣時而感性，溫暖的敘述充滿人性關懷，可謂最真切的臺灣人。

▶ **黃兆徽** 公視董事

感謝臺灣有用心的醫護人員，讓受苦的人們減輕了疼痛、讓瀕死的人們延長了生命。關懷與互信才能帶領我們走出黑暗與傷痛，謝謝臺灣有最有溫度的阿金醫師！

▶ **梁茜雯** 小提琴家

良善，是一種選擇，如果明天就是下一生，請將自己活成光。
努力善待他人，便是我們此生所能給予這個世界最大的溫柔。

▶ **郭昱晴** 立法委員

透過阿金醫師記錄的每個悲喜故事，我們看見了 ICU 第一線場域，不是只有存在著科學和冰冷檢驗數據的現代醫療而已，當阿金醫師面對不同的病友個案，與其病友家屬溝通的過程中，或揪心，或遺憾，或為難，或不捨，或堅持，或放手……，在醫病關係的短暫緣分牽引下，字字句句都忠實呈現著令人難免心碎，動容，無常，抑或欣喜的每一個時刻。
向各位讀者誠摯推薦這本書，透過閱讀這些發生在加護病房中，不同樣態的真實故事，希望我們也都能夠成為一個更溫暖且勇敢的人！同時，也要向在醫療前線，所有無畏身處高壓環境中，最辛苦的醫護人員，致上最崇高的敬意！

作者序

從 ICU 看見不一樣的需求和溫暖

陳志金（阿金醫師）

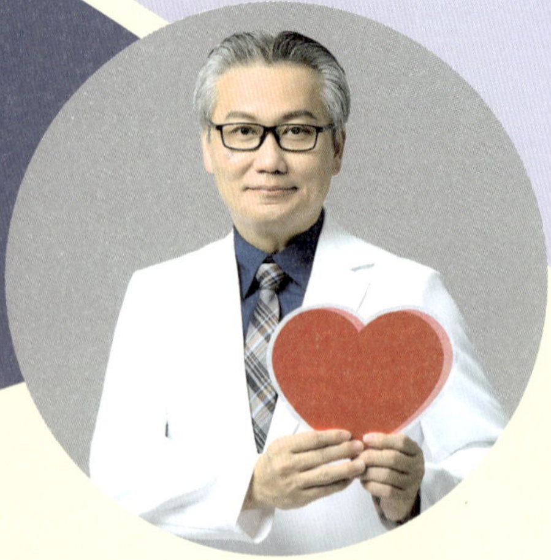

每間醫院的 ICU 加護病房，都是治療病情最嚴重病人的地方，時時刻刻都在生死邊緣和死神拔河——為病人搶救生命，為家屬爭取時間，因此加護病房醫療團隊常以「鬼門關前的守門員」自稱。然而，面對這樣一個緊張、高壓、充滿無常的職場，平均每十個病人，就有兩人無法活著出去的環境，長年累月下來，也難免身心俱疲，甚至選擇離開。

那些留下來的人，為了不讓自己「經常」感到悲傷難過，就會選擇隔離自己的情緒，避免投入太多的情感，隱藏本來擁有的惻隱之心，但如此一來，便會讓人覺得冷漠。本來就冷冰冰的 ICU，變得更冷了。

▶ 救病人，也要救家屬

在 ICU 裡，有說不完的悲傷。於是，我開始思考不離開、不冷漠的第三種選擇，當我學會轉念、不再把死亡當成失敗時，就能打開「心眼」看見不一樣的需求與溫暖：面對無法救治的病人，我們還可以救家屬。

我們開始協助家屬放下、進行四道、為親愛的家人完成心願。在親人臨終前，讓家屬「多做一點」，有助於他們化解內疚與自責。明年、後年、往後每一年的這個時間，他們除了悲傷，還能有一些令人感到欣慰的回憶。

▶ 同理心，醫病溝通的第三隻眼睛

治療病人靠的是進步的儀器與醫術，治癒家屬必須依賴同理之下的溫暖。唯有同理、易位思考才能看見隱藏在家屬情緒冰山下的需求，才能發現問題、才能解決問題。

家屬很多時候並不是故意要找碴、也不是故意不配合，而是每個家庭都有每個家庭的為難，身為醫療人員不應強把「自己以為對」的價值觀加在別人身上，只需要在充分說明治療的利弊後，尊重病人和家屬的決定，並給予支持與肯定。

▶ 太多的早知道，太多的來不及

對大部分的家屬來說，親人住進加護病房這件事，會讓他感覺擔心、無助及自責：「早知道」就勸家人早點就醫、「早知道」就勸他戒菸、「早知道」就叫他好好控制血糖／血壓、「早知道」就叫他出門要穿暖一點……，有太多沒有想到、不夠堅持的「早知道」。

在親人走到生命盡頭的前夕，又期待時光可以倒流，讓自己能一一去完成那些未完成的事：「來不及」做四道（道愛、道謝、道歉、道別）、「來不及」帶親人去玩、「來不及」回去陪親人用餐、「來不及」打電話給親人……、「來不及」化解曾經的誤會與彼此的心結，有太多以為可以明天再說卻沒有明天的「來不及」。

我們加護病房同仁其中一個重要的責任，就是協助家屬解除那些「早知道」所引起的內疚和自責，鼓勵他們把握時機，為親人完成那些「來不及」的事。ICU 發音就像「I see you」，我們確實二十四小時、不分日夜監測每一位重症病人，我們也可以看見不一樣的需求，並送出溫暖，讓加護病房不再只是冷冰冰的空間。

▶ 母親驟逝的遺憾，是一種動力

因為我知道這些「早知道」或「來不及」沒有獲得處理，就會產生內疚與自責，遺憾更將伴隨一輩子。十七歲時，我母親因病離世，因為對病情的不了解、經濟上無法給母親較好的醫療、未能見母親最後一面，讓我遺憾數十年。

直到近幾年，我才學會把遺憾化成動力，透過每一場的演講分享、每一次上節目受訪、每一則臉書貼文，努力推動「救病人，也要救家屬」的理念，為的就是不想再有人發生跟我一樣的遺憾。

與其說是在解救家屬的遺憾，更多時候是在療癒當年十七歲的自己。曾讓我痛到想報仇的遺憾，此刻成為我最寶貴的禮物。如今，我把這些禮物，再度集結成第三本書，想和每一位選擇溫暖的你分享。

▶ 做一個更有溫度的人，是一種選擇

我行醫二十五年來最有感的體悟是：醫師用來治療病人的，不只是手術刀和醫藥，更需要有一顆溫暖的心。好比在我生命中許多關鍵時刻出現的貴人，為我送上及時的溫暖，無論

是一句話或一個小小的舉動，都在為我的人生加溫。我也期待自己，能夠把這份溫暖傳遞出去，形成一個善的循環。

ICU 重症醫療現場就像把形形色色的人集合在一起的小型社會，雖然醫護團隊都是「關起門來」做事，我卻覺得有很多經驗與思維可以應用到日常生活中。例如，遇到一些不如意的事、讓人生氣的事，如果能冷靜下來，再易位思考，或許就能同理別人的「為難」，也就不會那麼生氣、或用別人的過錯來懲罰自己了。同時，因為能夠同理別人，也就能夠了解別人所在乎的事物，進而就能夠找到解決問題的方法。

▶ 但願每位讀者都能在書裡找到溫暖共鳴

有時候，一句話、一個貼心舉動，就能解救一個人的一輩子，他會感受這個社會、這個世界的溫暖。無論你是醫療人員、病人或家屬、對習醫有興趣的學生或一般的民眾，希望你都能在這本書裡找到「溫暖的共鳴」，無論在什麼位置，我們都可以選擇，當一個更有溫度的人。

最後，和大家分享這本書出版前我達成的兩個願望。一是和總統賴清德先生分享我出版的兩本書（大寶、二寶）。二是這麼多年過去，阿金終於有和媽媽的合照了。

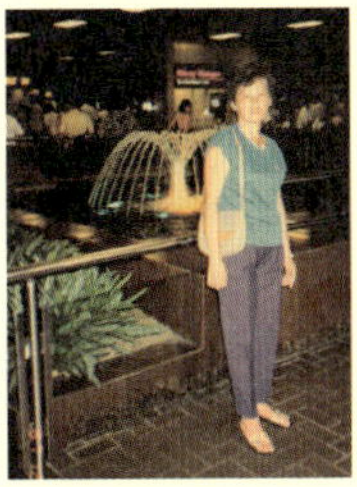

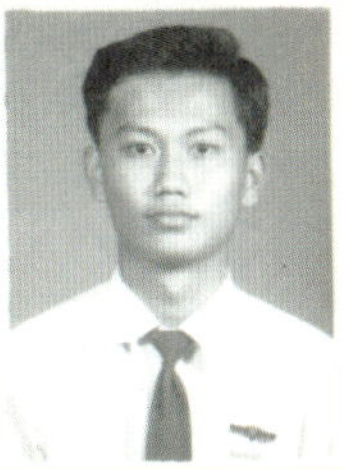

這 35 年以來，我一直希望能夠和母親有一張彩色合照。感謝同為馬來西亞人、遠在澳洲的紛絲陳凱伶平面設計師，以科技幫十七歲的我圓夢。這張合照保留了我原來的記憶，清晰了媽媽的輪廓，乘載了飄洋過海的溫暖。

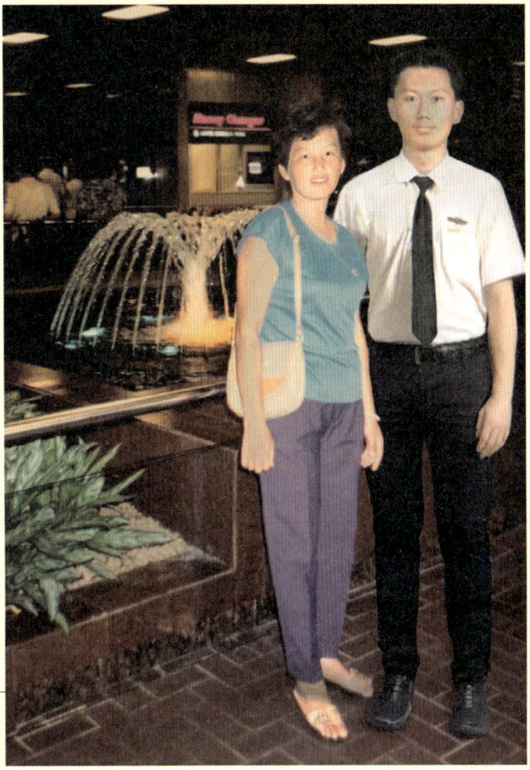

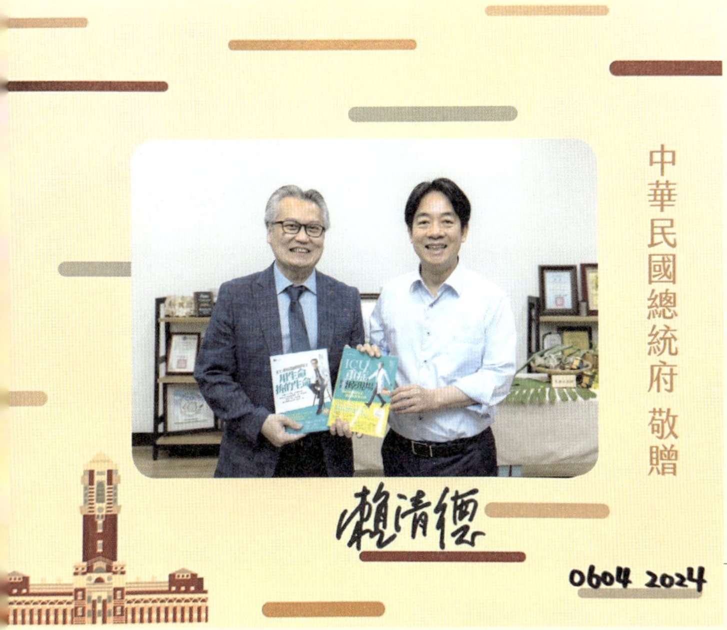

這天，我也跟總統報告，我打算把大寶、二寶、三寶裡與新住民切身相關的篇章，和 ICU 重要事項、新住民急難救助資訊等集結成冊，翻譯成英文、越南文、印尼文和菲律賓文等語言，讓離鄉背井的他們，和剛來臺灣的我一樣感受到溫暖。

1

生死邊緣的觀察

那些用「心眼」才看得見的隱藏版需求

「別急救了，讓他好好離開。」**當三件重症一起來**

「我們想要開車把他載回去。」**同理家屬的為難**

「今天是〇床的生日。」**病房裡的生日可以不「難過」**

「你明明說可以轉病房了！」**等床等到生氣的阿嬤**

「如果是你，你會怎麼做？」**果斷卻放不下的醫師兒子**

「……。」**已讀不回的冷漠兒孫？**

「具體怎麼做，我給你建議。」**一體適用的老公處方箋**

「那個昏迷年輕人吸毒了？」**醫師使命、偵探精神**

「別急救了，讓他好好離開。」

當三件重症一起來

病人自從住進加護病房的那一刻起，病況就不太理想。連在加護病房工作幾十年的我都很難想像，才六十歲的他，經歷竟然如此的「豐富」——三種癌症、腦動脈瘤、腦幹出血、心房顫動等，還做了氣切和餵食造口。

這次，他再度被送進醫院、住進加護病房，是因為三件重症同時發生——癌症腫瘤大出血、敗血性休克，還有大範圍的出血性腦中風（腦血管破裂）。在他的病床邊，我拿著一張 A4 大小、寫滿字的「病情解說單」，向他的太太、四位女兒，一項一項說明著。

即使事情發生的如此突然，我原本預期的情節卻一個都沒出現——激動的詢問「怎麼會這樣？他前幾天還好好的……」「一定要全力搶救，他每一次都可以度過難關……」接著就是放聲大哭。這些都是至親住進加護病房後，多數人都會有的反應，更別說是「三件重症一起來」的危急情況了。

這位「身經百戰」病人的太太和四個女兒，情緒似乎都看不出來有什麼起伏，只是靜靜地聽著我說。

更出乎意料的是，她們連聽完說明之後，下決定的態度都如此淡定——「我們不想要再急救了，請讓他好好的離開。最重要的，就是要讓他舒服的離開。」

放手，需要很大的勇氣。對很多正面臨生死關頭的家屬而言，不急救的決定，是一個非常艱難的過程，即使已經蓄滿勇氣，仍不免夾帶著或多或少的內疚與自責。

我猜，大概她們一路上跟著病人「征戰」，累積了不少「經驗值」，對於自己的另一半、爸爸的病況，也都非常了解了。正是因為這樣，她們才能勇敢的為最愛的人，做出最適合的下一步。

我想，大概病人和他的太太、女兒們，早就溝通過、也討論過了。彼此約定好，如果「這一天」真的到來的時候，希望她們能幫他做「這個」決定。所以太太和女兒才沒有因為自己的不捨，再讓病人承受不必要的折騰。

我從別床再繞回來的時候，看見待在病人床邊的兩位女兒，正拿著手機，對著螢幕有說有笑。

從片段的談話內容拼湊起來，我知道螢幕的另一端，是更多只能在加護病房外等候的家人的關心。從她們釋懷的模樣，我更相信這是她們老早就約定好，要用這個樣子陪病人走最後這一段人生。

其實，這個病人的情況很差，幾乎沒有清醒的時候。就算如此，家屬還是把握每一天的會客時間，每一次都換不同的兩個人進來，每個人都把握時間和病人說說話。沒能進到加護病房探視的人，不吵、不鬧，就是守在加護病房的自動門外。他們，是我看過最模範的家屬了。

在這幾天的時間裡，太太與女兒應該已經把他交代的事情，一件又一件的做完了。病人想見的人，就算沒能親自來到病床邊，也一一用視訊見到面了。只是升壓劑停掉之後，病人的血壓往下掉到 30、40 就停住了，甚至支撐了好一陣子。

「是不是還有什麼心願，需要你們幫忙完成的呢？」

「我想，應該都差不多了，想見的人都來過了。不過，或許爸爸還想再見一見他那群義消朋友吧！」

「好啊！你們可以聯絡他們過來。」

果然，女兒說的沒有錯，在幾個義消朋友前來探視之後，病人的血壓又開始往下掉了。

「阿金醫師，祝你生日快樂，這是遲來的祝福！」這位病人的人生最後幾天，恰巧是我的生日。在這個節骨眼上，病人太太仍不忘給人溫暖，讓我印象非常深刻。後來，我也回送她我寫的兩本書，我在書名頁簽了名、留了言，那是我一直以來，都想告訴她的「善終需要愛與勇氣，你們做得很棒！」

幾次和病人的太太交談，都能聽見她細數著病人的好，說他住在被老婆、四個女兒環繞的「女生宿舍」裡，永遠都是被欺負的那一個。太太應該很了解，他肯定是樂於被欺負，然後用愛保護著她們。更因為了解，才能在人生最後一段路、三件重症一起來時，讓她們有勇氣替病人做這個困難的決定。

態度決定你的溫度

能為自己最愛的人，做出不急救的決定，往往來自日常累積的愛與理解。因為知道病人最希望的結果是什麼，所以願意為了他勇敢一次。

「我們想要開車把他載回去。」

同理家屬的為難

「已經聯絡上病人的妹妹了，只是她手邊還有事情，一時半刻也走不開，最快今天下午才能趕來醫院。她還說，要把病人『帶回去』治療。」

一如往常，周六上午我照慣例到醫院查房。這天查房時，護理師一邊向我報告著前一晚住進 ICU 的病人的情況。聽到護理師這麼說，我心頭一驚，因為就病人目前的狀況，可不是想去哪、就去哪。

病人是個年輕的男性，他周五晚上在工作時，因為突然昏倒、叫不醒，被同事送來醫院的急診室。醫護人員初步問診後才知道，病人是獨自一個人離鄉背井，來到臺南討生活，主要是負責處理下水道汙水的工作。

我們第一時間就懷疑他可能是吸入過多的沼氣所致。不過，除了他以外，其他和他一起在下水道工作的同事，並沒有人發生類似的症狀，而且病人的表現也不太符合，我們很快就排除了沼氣中毒的可能性。

在下水道、化糞池等密閉空間裡，因為空氣不流通，廢水、糞便這些有機物質在缺氧的條件下，被微生物分解後會產生沼氣，吸入過多可能會導致昏迷，甚至死亡。沼氣是一種混合氣體，主要的成分是甲烷，但也可能包含其他有毒氣體，例如，硫化氫、一氧化碳。

其中，甲烷無色無味，不會直接引起中毒，可是會讓空氣中的氧氣比例減少，造成缺氧環境。硫化氫不僅易燃還非常毒，雖有腐敗雞蛋的臭味，但高濃度下會讓人的嗅覺神經麻痺，使人無法察覺。

一氧化碳無色無味，會在沼氣燃燒不完全時產生，人體吸入後，會與血液中的血紅素結合，影響氧氣的輸送，導致缺氧。（居家瓦斯爐或熱水器若燃燒不完全，又通風不良時，就會發生一氧化碳中毒。）

後來，透過腦脊液檢查，病人被診斷為腦膜炎，引發敗血症合併多重器官功能不全，包括血小板低下、凝血功能異常、腎功能差、黃疸、代謝酸、肺浸潤等。雖然部分異常可能是他原本的肝硬化就有，但大部分仍然是此次敗血症所造成的。

開始治療之後，考量他的工作環境有很大的機會會接觸到老鼠的排洩物，醫院同步向疾病管制署通報疑似第四類法定傳染病「鉤端螺旋體病」，這是在熱帶、亞熱帶地區很常見的人畜共通感染病。

這個傳染病的病原體鉤端螺旋體會存在於土壤或汙水之中，大部分人感染是因為皮膚及黏膜傷口接觸到被動物（如老鼠）尿液汙染的土壤或水，少部分則是直接接觸到動物及其組織而造成。

由於還無法跟病人的妹妹見到面，我先寫好了一張「病情解說單」並特地交代護理師「妹妹趕來的時候，先把這張交給她們看。」另外，請護理師轉達我周日早上會來跟她們做口頭說明。以防萬一，我也提醒「如果她們仍堅持馬上要帶病人回去，務必直接 CALL 我，我會立刻趕過來。」

後來，我沒有接到護理師的電話。

「昨天護理師轉交給你們的單子，你們有帶過來嗎？」周日一大早我到醫院查房時，就看到病人的幾個妹妹已經在加護病房等著了。

「有！」聽到有帶來，我就安心了，表示家屬有在乎、有心想要了解。我更仔細的向她們說明了一遍，包括病人當下的情況與正在進行的治療。從她們的反應看起來是明理的人，也確實很關心哥哥的情況。

「我們還是希望可以把哥哥帶回去治療。」在我的說明告一段落之後，病人的妹妹禮貌的向我表達了她的請求。其實，這種情況也不是沒有發生過，我通常都會再進一步向家屬說明「執行上」的困難。

「這樣做，可能會面臨兩個棘手的問題。第一，是最現實的問題。從臺南北上的路程遙遠，不只救護車、隨車特別護理師，還會衍生不少的費用，而且路途上的風險很高，萬一在高速公路上惡化，就很難處理。第二，即使順利帶回到當地的醫院，若他們的加護病房沒有空床，就只能在急診等。無論如何，病人都要承受不小的風險。」我說。

「陳醫師，我們是想要『開車』把他載回去。」

「我不建議這樣做。因為這一趟路下來，車程四、五個小時跑不掉，以病人目前的狀況來說，真的太危險了！」

「沒關係，我們可以寫切結書。」

「在高速公路上，光是發生一個簡單的癲癇，你們就沒辦法處理了。更何況他現在還需要使用氧氣、可能會嘔吐、吐血、咳血、昏迷……。」

她們有她們的堅持，我有我的顧慮。雖然我們位置不同，立場不同，思考的角度也不同，但討論的氣氛還算是平和。我平靜的說著，她們看起來能理解，也能體諒。於是我試圖用比較輕鬆的方式，來取得她們的同理，看有沒有機會說服她們。畢竟，多留一天是一天。

「不是說寫了切結書就沒問題了。這樣讓家屬把病人送到當地醫院，我們是會被對方醫師罵的。萬一路上出了事情，我就會出現在新聞頭條，面對專業醫療團體和社會輿論的譴責。我必須為自己的專業負責。即使你們不會怪我，我自己也會自責一輩子的！」

她們始終靜靜的聽著。

「到目前為止的治療，哥哥看起來真的越來越穩定了，也許再過個一、兩天，他就可以轉到普通病房，要轉院到時候再轉，也會比較安全。」聽到病人情況逐漸穩定時，她們彼此互看了一下，似乎正在用眼神溝通著。

「我知道，你們可能是因為工作無法請假太多天，所以急著把他帶回去，想要就近照顧。請放心，住在加護病房，大部分時間不需要家屬陪伴。我們把治療方向說明清楚，就算你們會客時間沒辦法過來也沒關係，我可以每天打電話向你們說明治療進度。」

「之後轉到普通病房的話，我們也有提供『共聘照服員』的服務，一方面不用擔心沒人照顧哥哥，一方面也比較節省花費。」

所謂「共聘照服員」是指同一間病房的幾位病人由同一位照服員協助日常生活照顧的制度，有助於減輕病人家屬經濟負擔與時間成本。

我盡可能站在她們的角度去思考。她們一邊聽、一邊點點頭，看來我應該有說到她們在乎的點了。同理心，是醫病溝通的第三隻眼睛，讓我們可以易位思考，才能看到問題，找到解決的方法。

大概會有人認為「多說無益」，我想在這樣想以前，請先反問自己「我說的夠多了嗎？」還是一切都只是假設。沒有預設立場，才能展現真正的「同理」。每個家庭都有每個家庭的為難，有時家屬只是沒有辦法想得太多，講開了，多半還是可以進行理性溝通的。

「陳醫師，很感謝你的說明，那就等哥哥轉到普通病房再來討論了。」多花這半個小時，讓家屬可以安心，讓病人可以避免移動的風險，我覺得是非常值得的。總算順利讓病人在這裡多待個幾天，讓目前的治療持續。

幾天之後，在病人狀況相對改善、意識也清楚了之後，我把他轉到普通病房，護理長也著手協助安排「共聘」的照服員。雖然病人情況好轉不少，但仍有一段復原的路要走，無奈病人和幾個妹妹還是堅持要回到北部醫院，好有個照應，普通病房主治醫師也只好同意了。

對病人和家屬來說，我們只能詳細的分析利弊、盡量的說服，並同理她們「不得不」的為難與決定。

「你好，我是加護病房的陳醫師，哥哥昨天順利抵達醫院了嗎？」又過了兩天，早上在 ICU 查完房之後，我打了通電話給病人的妹妹。

「順利到達了，現在還在急診室等病床。」

「那就好！路途上沒有什麼事吧？」

「還好，只是在快抵達醫院的時候發燒了。」

「那真的很幸運了！昨天我有請住院醫師準備一份摘要，主要是哥哥有培養出兩隻細菌，菌名和用藥都有寫在摘要上，如果醫院還有什麼問題，你可以再打回來問我們喔！」

聽到病人「回家」的路途都平順，我也鬆了一口氣。雖然沒能順利把他們留下來，直到治療結束，但我們至少多 Hold 了他幾天，才能在相對安全的情況下（抽血結果顯示狀況有改善，也掌握了細菌培養的結果，確定抗生素的有效性）踏上歸途。

態度決定你的溫度

沒有預設立場，才能展現真正的同理。每個家庭都有每個家庭的為難，家屬聽不進去的時候，請先反問自己「我說的夠多了嗎？」講開了，多半還是可以進行理性溝通的。

「今天是○床的生日。」

病房裡的生日可以不「難過」

「阿金醫師，今天是○床的生日喔！」早上才剛查完房，就收到專科護理師的簡訊。

○床是一位年輕的女生，前幾天騎車上班的路上發生車禍，造成腦出血而住進了加護病房。慶幸的是，人是清醒的。

「她的心裡一定很難過。」大概是年紀相仿，專科護理師更能感同身受。聽護理師說，病人很早之前就和幾個朋友約好，生日這天要一起去烤肉慶祝，沒想到，一場車禍意外，不但烤肉慶生取消，還得在加護病房裡度過了。

護理師可不只注意到病人即將過生日，還特地準備了一個小蛋糕，希望病人在這個不得不待在加護病房的生日，別這麼「難過」。多虧身邊這幾個貼心的護理師，即使工作如此忙碌，仍不忘在病人最脆弱的人生階段給予溫暖。

這則簡訊是想邀請我一起來幫病人唱生日快樂歌，只要時間許可，我自然非常樂意。由於有很多儀器和設備，還有高濃度氧氣、酒精性乾洗手液，醫院內是禁止火燭的場所，舉凡打火機、蚊香、蠟燭都不能使用。所以我們就用「筆燈」代替蠟燭，為病人唱了生日快樂歌。

結果，一唱完歌才發現，竟然有三位護理師不約而同都準備了蛋糕。看到這樣的場景，不只病人，連她的哥哥、男朋友眼眶都泛著淚。這次慶生肯定是她一輩子都很難忘記的吧？到加護病房走了一遭，更能感受到生命的脆弱，對生命會更加珍視，這個生日似乎多了一層「重生」的意義。

「醫師，會客時間我能夠帶這個蛋糕進去，幫我媽媽慶祝生日嗎？」偶爾，也會遇到主動要求的家屬。

這位病人是一位昏迷中的阿嬤，再過一天就要從加護病房轉到慢性呼吸照護病房了。慢性呼吸照護病房是專門收治無法自主呼吸、使用呼吸器的病人。

「喔？不好意思，沒注意到今天是阿嬤的生日。」我覺得有點納悶。護理師都會注意到病人的生日，也會提醒我要跟家屬說，請他們跟病人唱個生日快樂歌。畢竟，在加護病房裡，每十個病人，就有兩個人，明年沒辦法再過生日。

「不是啦，明天是我媽媽的農曆生日。」

「喔！難怪我們沒看出來。」

「等我們唱完生日歌之後，這個蛋糕就請醫師跟護理師吃。」阿嬤的兒子把手上提著的蛋糕，在我眼前晃了晃。

「那我先代表護理師謝謝你了，也讓我和護理師加入一起唱吧！不過，蠟燭可以插著，但不能點喔，因為加護病房裡到處都有高濃度的氧氣，點火可是危險動作。」

病床旁，阿嬤的兒子打開了蛋糕，插上了數字蠟燭。我幫他們一家合照、錄影，我很清楚這將會是一段很珍貴的回憶。接著，我們和家屬一起圍繞著阿嬤，輕聲唱著「祝你生日快樂」一邊唱，阿嬤的子女一邊偷偷拭淚。這樣溫暖的畫面，經常在我們的加護病房裡出現。

「按照醫院規定，我們不能讓你們這麼做耶。」

「會客時，一次只能有兩位家屬進來。」

「搞這些有的沒有的，不知道我們很忙嗎？」

這種需要醫護人員「多做一點」的時刻，在我工作的 ICU 裡，不會聽到這樣子的回應，即使大部分的人都異常忙碌。因為不論是醫師或護理師，都選擇在充滿冰冷儀器與刺耳警示音的 ICU，當一個更有溫度的人。

態度決定你的溫度

在加護病房裡，能參與病人的生日，是格外要珍惜的緣分，不只是巧合，也需要有人用心去留意，才不會錯過。對我們這種整天和死神拔河的人來說，有機會見證病人的「重生」更是難得的福報。

「你明明說可以轉病房了！」

等床等到生氣的阿嬤

「昨天拔完管之後，評估過病人的呼吸、咳痰的狀況，都差不多了，原則上，今天應該就可以轉到一般病房了。」我正在向病人的女兒說明情況，及接下來可能面臨的挑戰與需要做的準備。

「什麼時候可以轉呢？」

「我們已經有預訂一般病房的床位了，等到有床位空出的時候，護理師就會打電話通知你。」為了讓家屬安心等待，我會盡量把相關的程序說明清楚。

「陳醫師，你不是說『今天早上』就可以轉病房了嗎？」這時，躺在床上的阿嬤突然出聲詢問，從她的語氣、表情都能感受到她不悅的情緒。

「是的，從今天早上的評估看來，你確實是可以轉去一般病房了，不過，還是要等病房那邊配床。」

「你明明就說今天早上可以轉！」

「是啊！但要等病房有人出院、有床位空出來，才能讓你轉過去啊。」我試圖再說仔細一點，希望她能理解。不過，阿嬤顯然對我的「補充說明」不太滿意，不發一語，但也沒再表示意見了。

醫院的床位運用都比較「擠」，自然不是說要轉，就能馬上轉，大部分加護病房的病人都要等到中午以後才有機會。如果還要挑選特定床種（如健保床、兩人房、單人房、特等房）的話，有時候還要等到發出預訂通知的隔天才能轉出。

在向病人和家屬說「今天可能可以轉一般病房」的同時我們會一併告知「還要看當下的病況適不適合轉出」。也就是說，必須在評估過後，才能確定要不要預訂病床。

大部分的病人或家屬都能諒解，醫院無法在前一天就先空出一張床、保留給當天「可能」要從加護病房轉出的病人。

到了當天下午，阿嬤還沒轉出去。

她看到我經過，好像有話想要跟我說。但是我實在無法第一時間關心她，當下的我，正在阿嬤的隔壁床，和家屬討論病人生命末期階段「安寧撤管」的事。

隔壁床的家屬做出了如此困難的決定，我正在陪伴、安撫他們。雖然我們有刻意放低音量，但床與床之間的距離很近，阿嬤多多少少聽得出來，我正在進行的這件事有多重要。

結果，阿嬤突然喊了一聲「陳醫師！」

由於我不想中斷和隔壁床家屬的談話，暫時無法回應阿嬤，便示意專科護理師先去了解狀況，確認是不是有「緊急」的需求。然後，未免其他床家屬再次被干擾，我把兩床之間的簾子拉了起來，讓阿嬤看不見我們。

「阿嬤怎麼都只顧自己？完全不管我們正在處理其他病人的事！」手邊的事情總算告了一個段落，專科護理師忿忿不平聊起「那床的阿嬤」。

其實，幾乎每個人都覺得有點不太舒服。不過，一種米養百種人，這樣的情況在加護病房裡也是見怪不怪了。

「啊，你去安撫一下阿嬤吧！她應該是過度擔心害怕而感到不安。」我跟專科護理師說。

我突然想起來，阿嬤對面床一大早就在談往生後要捐贈大體的事，剛剛我又和她的隔壁床在談安寧撤管的事，她肯定是被嚇壞了，才迫不及待的想要轉出去。

或許是阿嬤避諱「死亡」的議題，又或許是她真的對死亡感到害怕而不安，這些都是人之常情，在加護病房裡都很常見。生氣的背後，常常就是恐懼、不安、內疚、自責，多一點理解，就能化解。

「阿嬤，護理長已經有幫你催床了喔！你排第一優先，你要住在腦神經科病房比較安全。」隔天一大早，我知道阿嬤還沒轉出去，所以還沒開始查房，我就特地先去看看她，也向她說明我們已經在努力的地方。

「你昨天看到其他病人離開了，是不是會擔心啊？你如果擔心，我們可以幫你把簾子拉起來。」我試著安撫她、讓她安心。看見阿嬤點了點頭，我也就可以確定，她昨天是為了什麼而生氣了。

「阿嬤，你有沒有什麼宗教信仰？」

「有啊，我拿香的。」

「那害怕的時候，你就念阿彌陀佛，我和護理師也會二十四小時保護你的。相信我，你不用太擔心，你的狀況是整間加護病房裡面最穩定的。」我握著阿嬤的手跟她說。

「我等一下查完房，再幫你打電話催一下住院組。」阿嬤聽我這樣說，終於露出了笑容。一查完房，我再打一通電話，就確定阿嬤有床了。我親自去跟她說這個消息，她笑得更開心了。

在每天都要面對死亡的加護病房，要很努力才能保持正向思考、維持正能量。慶幸的是，我們在對阿嬤情緒起伏感到不解時，有想到她的「氣」可能沒那麼單純，驗證這個猜測後，就能提供她一些方法去化解，那股氣自然而然就會消了。

態度決定你的溫度

愛生氣的病人，不一定是難搞，更多時候是恐懼、不安的表現。多一點理解，就能知道這股「氣」其來有自，多一點同理，就能提供一些化解的方法。

「如果是你，你會怎麼做？」

果斷卻放不下的醫師兒子

「病人目前的腦幹反射都測不到，升壓劑停掉以後，血壓就會往下掉了，心跳可能很快就會停止，但是也有可能會再維持一段時間。」

我眼前站的是神經科醫師，即使知道他是這方面的專家，我還是一貫的說明，因為此刻的他，就只是家屬，是躺在加護病房裡的阿嬤的兒子。

身為醫師，他不只是受過紮實醫學訓練的醫師，更是具有進行腦死判定資格的神經科醫師。身為家屬，他和所有我看過的家屬一樣，都正為了至親的「去留」而掙扎。

「升壓劑停掉，管子就一起拔掉吧。」我看得出來，他是強忍住淚水、刻意壓抑情緒，才說出這句話。剛趕到醫院來，就要做出這樣的決定，真的不是件容易的事。我停頓了一會兒，然後點點頭說：「好的，我們來安排。」

我很少看到可以這麼「果斷」決定的家屬，或許因為他是專家，對病程發展再了解不過了，他很清楚，這樣的決定對自己的媽媽是最好的選擇，再維持下去，不是「延長生命」而是「延長死亡」，徒然增加痛苦而已。

「陳醫師，我想要請問你『如果是你的話，你會怎麼做？』」在說完這句話之後，他的淚水已經克制不住了。這時的他，確確實實就是病人的兒子，就只是家屬而已。

「如果是我的話，我也會做跟你一樣的決定。」我一邊說，一邊拍拍他的肩膀。就算理性與專業的決定，可以戰勝情感上的不捨，但是身為兒子，不免還是會自我懷疑：這真的是最好的決定嗎？

這樣的糾結，我懂。

尤其當所有的家人都信任他、等他做最後決定的時候，他所肩負的責任，遠遠超過一位專家。此刻的我，必須給予他最好的支持，當他的支撐。

這也是為何我要特別交代專科護理師，在他抵達時，務必第一時間通知我，即使那天中午我有安排會議。我知道，其他人無法給他這個支持，雖然稍早所有的家屬都已經有了初步共識，只等他抵達了。

明明是這樣的關鍵時刻，為什麼一大早就通知，他卻直到中午才抵達呢？因為他得把早上門診的病人先看完，才能趕過來。由衷佩服他對病人的責任感，在至親命危時，依然要忍住悲傷，完成病人對他的付託。他應該是清楚知道，媽媽能體諒他，也希望他這麼做。

可能有人會說，是因為他是醫療人員，懂得比較多，比一般人更了解「以後會怎樣」，所以自然而然可以「果斷」決定。子女是醫療人員的話，父母真的相對容易善終嗎？答案可能是兩個極端。

我想起曾經收到一則臉書粉專的私訊，是一位在美國醫院 ICU 工作的護理師傳給我的。

「最近我有一位病人去世了。我和我的同事都沒有覺得驚訝，因為這幾乎是預期中的事情了。這位病人從入院到過世將近一個月，中間經歷過連續性血液透析和人工心臟的使用，一直都有用 Norepinephrine（升壓劑），所以手腳已經『黑掉』了。」

原來這位粉絲剛成為 ICU 護理師沒多久，本以為面對這樣「可以想見的結果」，病人身為藥師的兒子會做出讓自己爸爸「好走」的決定，後來才知道在病人即將離世的人生最後階段，甚至還經歷了三十分鐘的 CPR，直到主治醫師親自打電話給他時才同意 DNR。

「我試著換位思考一下，如果是我自己的父母，我一定不會讓他們那麼痛苦。我可以如何勸家屬讓病人有尊嚴的走呢？」這位護理師始終很不明白，明明 ICU 醫師和安寧緩和醫師都已經有跟病人兒子解釋預後了，為什麼兒子仍選擇「繼續拚」讓爸爸繼續痛苦下去？

我回覆她：「其實，面臨至親即將離開，不論是不是醫療人員、有沒有醫療背景，應該都很難、也很不想接受吧。或許有接觸過死亡、臨終病人的醫療人員，像是安寧病房、ICU、腫瘤科的醫師或護理師，能比較快接受事實，親屬也比較容易善終。

至於沒有接觸過死亡的，即使是醫師（如眼科醫師、皮膚科醫師）有時候還比一般民眾更難接受善終。雖然藥師有醫療背景，但沒有『第一線照顧』病人的經驗，對『無效醫療』造成病人的『折騰』恐怕沒這麼容易理解。」

我給她的回應，只是一般性的觀察，當然還是會因人而異。很多時候，家屬並不是因為不知道「未來發展」所以「放不下」，而是不想承認自己「無能為力」——自己身為醫療人員，竟然無法救自己的父母。

還有一個原因，是「自責與愧疚」。自責自己沒有把父母照顧好、平常生活忙碌而無法隨伺在側（天邊孝子），或因為以往的親子關係不融洽而感到愧疚，希望在父母生命的末期，多少做點什麼來彌補等。

「醫師或護理師都無法幫家屬做決定，但試著肯定他的付出、肯定他的孝順，並解除他心中的愧疚與自責，都是護理師可以做的事，而且不需要有醫師的醫囑。」這是我給她的建議。希望這個回答不只對她有幫助，也對那些正在學習放下的人有幫助。

態度決定你的溫度

學習放下是永遠的課題。請不要說家屬不理性，因為站在死神面前、面對至親「去留」的那時那刻，經歷再豐富、身分再特殊，都有需要跨過的那道坎。

「……。」
已讀不回的冷漠兒孫？

幾天前，ICU 來了一位九十多歲的阿公。他因為腦中風接受血栓溶解劑治療之後，就轉加護病房治療，這裡有儀器可以密切監測病人的情況。第一次會客的時候，阿公床邊站著的是一位中年的女性。

「請問，你是阿公的……？」

「女兒。」

「我是陳醫師，還有沒有其他家屬在加護病房外呢？」

「還有。」

「那就請他們全部都進來護理站，我一併跟大家說明阿公的病情。」為了讓每一位家屬都安心，我習慣解說病情的時候，所有家人都能一起來聽，除了有不懂的、疑惑的，可以隨時發問，也能避免「轉達」造成的誤解。

「請問，你是……？」跟著病人女兒進來的，是兩位年紀稍長的男性，和一位年輕的男性。我依照慣例一一了解每位家屬和病人的關係。

「這位是阿公的第○個兒子、這位是第△個兒子、這位則是阿公的孫子。」三位男性都沒有發言，反而是中年女性就像是「代言人」般，一位一位介紹著。

我很少遇到這樣的情況，大部分家屬都會自我介紹。或許這位女性在家中是重要的決策者，又或許是她比較外向吧。

「大家好，我是 ICU 的陳醫師，是阿公的主治醫師，我這裡有一張『病情解說單』有寫上阿公目前的病情，包括已經做過了什麼治療、預計還會做的檢查和治療、未來病情可能會怎麼發展。」

「不過，現在大家只要專心聽我說就可以，不需要特別記錄，這張紙待會兒也會交給大家帶回去，好讓你們向其他家人說明。等等我講的時候，如果有什麼不明白的地方，可以隨時打斷我發問喔！」

接著，我就一邊說明，一邊觀察每一位家屬的反應。嗯，三位男性都沒什麼回應，我也不確定他們有沒有在聽，因為就連點頭示意都沒有。只有中年婦女會偶爾指一下病人的孫子，對著他問說「你有聽懂陳醫師說的嗎？」

我心想，會不會是我說的太難、太艱深，讓他們聽不懂、也不知道要怎麼問啊？於是，我就把「病情解說單」拿到孫子的旁邊，照著單子上寫的，逐一跟他說明。畢竟，我還是要確保至少有一位家屬聽得懂我們在做什麼，這樣他回去才能轉述讓其他人知道啊。

就在我這樣做之後，神奇的事情發生了！孫子竟然開始比手畫腳，似乎是在用手語把我說的話「翻譯」給兩位長輩「看」，兩位年長的男性終於有反應了，開始會時不時的點點頭。

「咦，兩位阿公是重聽嗎？」我詢問中年女性。

「不是，他們是天生聾啞，我的兄弟大部分都是。」病人的女兒向我說明。後來，我就調整一下解說的方式，每說明完一句，就會先停下來，等孫子做完即時「手譯」後，再接著往後說明。

「我會講得太快嗎？」之所以會這樣問，是因為我又有新發現。即使我已經每講一句都等孫子手語翻譯完，才講下一句，孫子還是一直盯著我那張「病情解說單」看。

「他也是天生聾啞，但是他識字。」中年婦女再度補充。喔，原來如此。我猜想，他大概只能依照我手指指到的地方翻譯，我額外補充的、沒有寫在單子上的，他因為聽不到，可能就沒有翻譯了。

於是，我便脫下口罩，面向著他。心想著，他應該可以讀懂脣語吧。病人的孫子一看到我這樣做，終於露出微笑了，向我點點頭示意。

當我重新開始解說，除了放慢速度之外，也一邊講，一邊把額外的說明簡單補寫到病情解說單上，這樣孫子回去之後，可以更完整的向長輩們說明。沒想到，我這張病情解說單竟然在關鍵時刻發揮了意想不到的功能。

病情說明告一段落之後，我才突然想起神經科醫師當天早上跟我們說的「阿公的幾個兒子態度都很『冷漠』，在急診室的時候，不管跟他們說什麼，都得不到回應。」原來，無言的冷漠是有原因的。原來，稍微用點心，即使「語言不通」還是能看見病人或家屬真正的需求。

態度決定你的溫度

語言是人與人溝通的重要媒介，那沒了語言之後，人際間就只能中斷聯繫嗎？用點心、多觀察為「語言不通」搭起橋梁，瓦解不回應的冷漠。

「具體怎麼做，我給你建議。」
一體適用的老公處方箋

還記得，那天下午二點多，收到一位新病人訂 ICU 床的傳呼，我一看主治醫師是產科醫師，就知道這將會是一場硬戰。到底是羊水栓塞、妊娠毒血症，還是產後大出血？唉，不論哪一個，都是壓力很大的一場硬戰！

病人抵達前，我透過醫院內部的電腦系統查詢相關資訊，是產後大出血。這是這位產婦的第一胎，更是新手爸媽期待已久的第一胎。在手術記錄裡，我看到了一個熟悉的關鍵字「Nausicaa Suture」──這是臺大婦產科施景中醫師發明的「王蟲縫合法」。

以往在無法止血的情況之下，通常只能將病人的子宮摘除，但「王蟲縫合法」能快速有效降低產後大出血的出血量，同時保存子宮及後續的生育能力，目前已經廣泛運用在產後大出血的處理上。

此外，病人除了縫合止血，也有進行 Bakri balloon（壓迫子宮腔用以止血的水球）填塞、血管栓塞等。雖然在手術室已經輸了十袋血，血紅素依然只有 8 gm/dl 左右，這比一般女性的血紅素標準值約 11.5 gm/dl 低了不少。

一旦血紅素過低，血液攜氧能力就會不足，不只容易喘、臉色看起來蒼白，還會有頭暈目眩、心悸等症狀。最重要的是，如果已經輸了這麼多血，血紅素還是升不上來，就代表可能是「持續在出血」。

後來，病人抵達 ICU 了。她插著氣管內管，四肢冰冷，心跳很快、血壓偏低。我們給予大量點滴，增加血管內的容積，這是把血壓拉升上來的第一步，並繼續輸血、輸血漿。當然，最讓人感到擔心的情況，就是出現 DIC（瀰漫性血管內凝血異常），如果不幸發生了，血就更止不住了。

一連串的治療與處置之後，我向她的先生說明目前的狀況，並把重點都寫在一張 A4 的紙上交給他。

最後，我囑咐他「雖然不知道媽媽什麼時候會醒來，但她一睜開眼，最擔心的一定是寶寶，你先去找寶寶拍照、錄影，等媽媽醒來的時候，就可以給她看，讓她知道寶寶很健康，她會比較安心。」

經過一個晚上，病人總算清醒了，她的心跳與血壓逐漸回穩，四肢也開始有點溫度。我握著她的手，跟她說「我是陳醫師，你因為產後出血，現在正在加護病房治療。」

「請放心，寶寶很健康，我有請先生去拍照、錄影，待會兒就拿來給你看。目前出血情況差不多止住了，等一下就會幫你拔除喉嚨這支管子。」插著氣管內管的病人雖然無法說話，但看得出來她的表情輕鬆了不少，還彎了彎大拇指，表示感謝。

「先生的手機有拿來了嗎？讓她看一下寶寶吧！」我們為病人拔了管後，礙於當時的新冠防疫政策，先生無法進到加護病房會客探視，只能由醫護人員代為將照片和錄影拿給媽媽看。畢竟，天下的媽媽都是一樣的，即使自己身處危險之中，也希望自己的孩子安全無虞。

「陳醫師，既然手機就在病人的身邊，不如請她直接打開視訊，就可以和嬰兒室的寶寶做即時連線了啊。」專科護理師在一旁提醒著。

「對喔，我們也可以用嬰兒室的會客系統，來和媽媽視訊。差點忘記了，媽媽雖然是 ICU 病人，卻也是寶寶的『家屬』，再請你們幫忙安排了。」

當我們以為一切漸入佳境時，我在下午接到緊急電話，說病人的肚子突然劇烈疼痛，不僅排出大量的血，而且心跳很快、狂冒冷汗。進行觸診時，只要碰到肚子，病人就疼痛難耐。到底是發生什麼事？是再次出血，還是子宮破裂？都還無法確定。

就在醫護人員忙著給大量點滴、輸血、做超音波時，病人突然哭了。昨天危急的時候，她是昏迷的，不知道害怕，現在危急的時刻，她很清醒，是完全知道的。

當下，惶恐不安可想而知，她心裡應該是想著「我不是已經『過關』了嗎？現在到底又發生了什麼事？我會不會有生命危險？萬一有個萬一，寶寶要怎麼辦？這一關，我能像昨天那樣，順利挺過去嗎？」

我們趕緊聯絡病人的先生過來，並做緊急的斷層掃描與進一步處理。雖然已經超過了下班時間，每個人都堅守崗位，不只有我，專科護理師、住院醫師，都還是留下來幫忙，直到病人穩定下來，才交接給值班醫師。

終於，在前前後後總共輸了十八袋血、十袋血漿，經過三天的不穩定期之後，病人可以轉到普通病房了。不得不說，血液真的是手術與藥物之外，搶救生命的重要武器。每一位熱血人捐出來的愛心，都讓病人可以即時「補血」，並繼續和病魔戰鬥，甚至挽回生命。

我親自打電話給病人的先生，告訴他病人可以轉到普通病房的好消息，同時交代後續日常照護要注意的事項，更特別交代他「未來的日子要好好感謝太太，要對她好，要心懷感恩，她這一次生產，可是用生命去拚的。」

「好的，謝謝陳醫師的提醒，請放心，我一定會的！」電話裡，病人的先生很爽快就答應了。

「具體上怎麼做，我可以給你建議。我會送你一本書，再請太太轉交給你，你再照著做喔！」我想，他當時聽我這樣說，應該滿腦子都是黑人問號吧。

說真的，如果不是因為疫情的關係、家屬不能前來會客，我更想做的是，讓先生握著太太的手，真心誠意的給出承諾。後來，我把書交給病人：「這本書送給你，也要送給你的先生，祝你早日康復！」

「對了，請先生記得依照第95至99頁裡的Order（醫囑）執行喔！我已經有標上紅色的頁籤了。」她泛著眼淚笑了。她聽得懂我的醫囑，因為她自己也是護理師。

我想，她很清楚每一次的生產都是「用生命拚的生命」，只是這次她是自己親身經歷。

我送他們的那本書，就是《ICU 重症醫療現場 2：用生命拚的生命》，我特別提醒要詳讀的那幾頁提到，生產就是「用生命拚的生命」，而我給所有「老公們」都通用的處方箋，就是每年的這一天除了慶祝孩子生日，也別忘了感謝太太的付出。你一定可以給的是一個溫暖的「抱抱」，能力範圍許可的話，不妨再加碼送她一個「包」，或許是紅包，或許是名牌包，只要是能讓太太開心的都是好包。

態度決定你的溫度

在醫療技術進步的年代，仍無法完全「『產』除風險」。生孩子的不確定性，往往攸關另一半的生命安全。老公雖然無法代勞生產的痛，但還是有很多事可以做。

「那個昏迷年輕人吸毒了？」

醫師使命、偵探精神

那天，一位年輕人因為癲癇發作被送到醫院，在急診室緊急做了一系列的檢查，包括血液檢驗、腦脊髓液分析及 MRI（磁振造影）和 CT（電腦斷層），並在插管後收住加護病房。

「根據急診做的腦部影像（CT、MRI）檢查結果，還有腦脊髓液分析及抽血檢驗的肝腎功能、電解質，初步懷疑是腦炎。由於尚待確認是病毒性腦炎或免疫性腦炎，已經和神經科討論進一步檢驗和治療。」專科護理師一如往常把病人的資料整理得很完整，讓我能初步掌握「新來」的病人。尿液檢驗也是「認識病人」的方式之一。

「我覺得啊，現在的年輕人好像比我們那個年代更容易碰毒品。」回到護理站之後，專科護理師小聲的跟我說。

「怎麼說呢？」我問。

「就剛剛那個昏迷的年輕人呀！他的尿液毒物反應，有兩項呈現陽性反應。」聽他這樣說，我更覺得有必要弄清楚了。我和她一起打開電腦看報告。這個病人呈現陽性的是「苯二氮平類」和「四氫大麻酚」。

一般情況下，當病人送到急診，在懷疑病人有中毒反應或不明原因的癲癇時，就會檢驗尿液中有沒有毒物反應。所謂「毒物」不只安非他命（Amphetamine）、四氫大麻酚（THC）、古柯鹼（Cocaine）及鴉片類藥物（Opioid）、海洛因（heroin）、嗎啡（Morphine）等法定毒品，也可能是未依處方服用導致的藥物中毒。例如，安眠鎮靜藥物成分中的苯二氮平類（Benzodiazepines，BZD）就常見於安眠、鎮靜、抗焦慮及治療癲癇等用途。

「留取尿液、進行毒物篩檢，有幾件事要特別注意。」我正想提醒專科護理師，就她被打斷了。

「我知道，這個你常常在說。第一，要問病人本身有在服用什麼藥物。第二，要注意留尿的時間，像是在留尿之前，我們是不是有先給予相關的用藥了。」她果然都有記得。

之所以會一再叮嚀，主要是希望在檢驗結果為陽性時，釐清是病人真的有在濫用藥物，或只是他平日的處方用藥、甚至是急診當下用藥所造成的「偽陽性」。有時候，某些藥物也會造成偽陽性的問題，例如，治療鼻塞的偽麻黃鹼（pseudoephedrine）藥物，就可能造成安非他命的偽陽性結果。

「你看，像這個苯二氮平類陽性，就不用看了，他是癲癇發作被送到急診，肯定在留尿之前，就已經先注射過 Ativan、Dormicum 了，會驗出陽性，很明顯是因為我們給的藥。」值得注意的是，很可能發生病人到急診後，先開了尿液檢驗單才給藥，等有尿可以留的時候，尿液裡其實已經有藥物了。

「苯二氮平類陽性，我可以理解。不過，這個四氫大麻酚陽性，就無法解釋了吧！所以我剛才才會這樣說。這個年輕人會不會是真的有在用大麻啊？」專科護理師有這樣的疑問，確實很合理。

不過，我們當醫師的，不只要有醫療專業，還要有當偵探的精神，每一件事都必須仔細查證，尤其我們正面對的是一個暫時沒有能力「為自己辯解」的病人。在沒有確認以前，我們都不會輕易的詢問家屬，以免因為誤判引起誤會。

於是，我嘗試使用「THC false positive」當關鍵字，上相關網站搜尋，果然找到一種會造成「偽陽性」的常見藥物，就是 Pantoprazole（氫離子幫浦抑制劑），這是一種可以抑制胃酸分泌的藥物，多用於治療胃潰瘍、十二指腸潰瘍及逆行性食道炎。

「真的耶！他在急診真的有被注射過 Pantoprazole。時間點剛好就是醫師開完尿液檢驗單和留到尿液，這中間的時段用藥的。」聽專科護理師這樣說，一切謎團就真相大白了，還了這個年輕人一個清白。

為了避免再出現這種不必要的誤會，我們不僅在病歷上特別註記，也在檢驗單上加註提醒。畢竟，多一分查證，可以避免錯怪無辜的人的機會，尤其在加護病房裡，多的是無法為自己辯解的病人。

說到這個故事，不免讓我想起那位因為癲癇發作，整整昏迷三周的男大生。他一清醒過來，就急著表明自己的清白。還記得他拔管之後，沒頭沒腦就對著身邊的醫師發問：「酗酒和癲癇有什麼關係嗎？」

「一個長期酗酒的人，可能會因為腦部受損、酒精中毒，比較容易引發癲癇的情況……。」神經科醫師回答他。

「可是，我真的沒有酗酒！」沒有等神經科醫師說完，這位男大生就一臉無辜，急著想為自己辯解。

「嗯，有誰說你酗酒了嗎？」

「你們啊，我每天早上都聽到你們說我酗酒。」

「喔，我們是說 Seizure（'sēZHər），這是癲癇的意思，不是說你酗酒啦！」在一旁的專科護理師連忙補充道，又似乎想起了什麼：「啊，那我們每天早上在查房的時候，你插著管卻很激動要爬起來，跟這個有關係嗎？」

「對啊！我很想要跟你們說：我沒有酗酒，不要再一直說我酗酒了。」好吧，原來是我們發音的問題，讓他情緒起伏波動，本來還以為是「加護病房症候群」呢。雙方的誤解終於解開了。

後來，這位男大生順利康復出院，還特地回來 ICU 向醫療團隊致謝，一一合照。雖然他帶來讓醫護人員看了都會嚇到的鳳梨酥，不過護理長說這是他的心意，是期間限定的「百無禁忌」啦！

態度決定你的溫度

我始終確信醫病彼此信任，是面對病情快速惡化、未知疾病時，最重要的關鍵。在彼此都很陌生之際，磨合過程也是一段珍貴的學習經驗。多一點細心，多一項確認，都是避免誤會或造成醫病隔閡的必要動作。

特別收錄1

看診「十不」有聽要想到

1/ 不要探頭探腦、往診間裡看。

診間裡面坐著的，跟你一樣是地球人，沒有三頭六臂，不需要太好奇。又或許是門診醫師長得很帥，但待會兒輪到你，就可以當面看個夠了，不要這麼心急，影響別人看診、又窺探他人隱私。

2/ 不要敲門。

不論是過號了、要加號的、看完診出去之後才想到有事忘了說或忘記問的，請一律在診間外等候，等到護理師開門的時候，再跟他說。

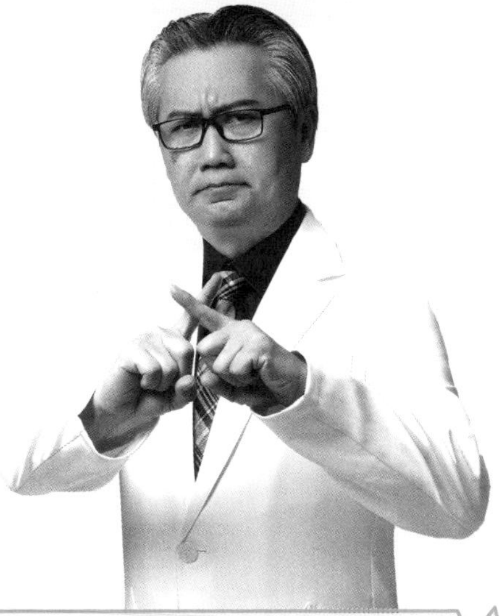

當然，更不要敲門詢問「什麼時候輪到我？」「我只有要拿藥而已，沒有要看診，可以幫我跟醫師說一下嗎？」「我趕時間，可以讓我先看嗎？」

另外，不要打電話進診間詢問「現在看到幾號了？」或「還要多久才會看到〇號啊？」請記住，你的時間是時間，別人的時間也是時間。換成你自己在診間裡面的時候，也不希望這樣被干擾看診的。所以別把你的「寶貴時間」建立在「打斷別人看診」上。（補充：現在很多醫院都可以上網或用 APP 查看診進度了。）

3/ 不要對重複的詢問不耐煩。

進入診間前後，護理師一而再、再而三的口頭詢問「你叫什麼姓名」「你的出生年月日」是為了要核對身分，也是為了你的安全著想，避免同名同姓、聽錯名字而導致誤診或診斷資料輸入錯誤，所以請不要不耐煩或故意不回答，更不要嗆他「問這麼多（次）幹嘛！」

4/ 不要使用手機，並關靜音。

「對啦，我現在要看門診，不能再講了。」「等超久的，這邊停車位也很難找。」「不講了，不講了，醫師臉色很難看了。」要不像這樣，說再給我兩分鐘，結果過了好幾個兩分鐘，還沒掛斷，重點還給我開擴音。

要不就是看診途中，手機鈴聲大作。當對方越挫越勇、奪命連環 Call 時，醫師好心提醒卻回說「沒關係，我沒有要接。」欸，不是啊，你沒關係，我有關係啊。我們之間的對話，一直被打斷，可以麻煩你先關靜音嗎？

更重要的是，不要再打手遊了。常常有年輕人低著頭走進來診間，眼睛和手被手機制約，一刻也沒有辦法離開。甚至跟他講話的時候，眼神還時不時偷瞄手機螢幕。下次應該要先託管手機，才能進來看診。

5/ 不要偷偷錄音或錄影。

好的醫病關係要建立在彼此信任上，偷偷來只會讓醫師啓動防衛醫療，讓雙方進入諜對諜的模式。醫病的共同敵人是疾病，不是彼此，讓醫師把心思花在替你解決問題（治療疾病）上，而不是花在提防你上。如果真的有需要錄音、錄影，請先告知醫師，取得同意，互相尊重，才能互相信任。

6/ 不要對自己的身體這麼陌生。

即使是關於自己的問題，卻每個答案都要想好久，甚至沒有答案。難道是外星人借住在你的身體，不然怎麼會跟「他」這麼不熟啊？建議看診前事先整理一下自己的症狀，包括發生的經過、誘因、程度、頻率、對身體的影響及改變。如果記憶力不好、怕忘記、怕說得不完整，就先寫在紙條上，避免一問三不知。

7/ 不要隱瞞之前的就醫或報告。

曾經在其他醫療機構就診過、檢查過，或已經有報告了，或根本是為了第二諮詢意見、第三諮詢意見的，就先拿出來，不要來「考」醫師「哇，你說的跟上一個醫師是一樣的耶。」開誠布公，才是對自己最有利的。

8/ 不要把「谷哥大神」當醫師。

請不要把在網路上查到的、看到的，或從同學、同事、朋友、親戚、鄰居那邊聽來的各種資訊，拿來當成和醫師爭辯的內容，因為他們不是幫你看病、為你的健康負責的那個人，你眼前的醫師才是。

9/ 不要叫醫師「順便」幫個忙。

請不要叫醫師「順便」幫你開和他專科不相關的藥，或安排八竿子打不著的檢查，甚至是要求「順便」幫陪病的人看一下。或許有些人習慣買塊薑會叫老闆「順便」送幾根蔥，但菜市場都不見得行得通，更別說是來醫院看病了。唯一可以的順便，是看診完畢、離開診間的時候，記得要「順便」把門帶上。

10／不要有「別人看好久、我就看很快」的想法。

常會有人抱怨「為什麼醫師看別人就看這麼久（仔細），輪到我時就看這麼快（隨便）？」這是「時間相對論」造成的誤會一場，就像自己逛街血拼和等別人逛街血拼一樣，立場不同，對時間的感受也是不同的。

而且很快就看好了，不見得是件壞事啊。看得快，代表著你的表達能力好、理解力也好，然後病情應該也不算太嚴重，問題才可以很快就獲得解決，所以反而應該要慶幸，不要覺得自己「看醫師」的時間短，就是吃虧。

2

好好說再見

那些沒有準備卻必須面對的揪心時刻

「你照顧過往生的病人嗎？」**ICU 的第三種選擇**

「你希望怎麼離開世界？」**說走就走的殘忍**

「我是那個孩子的媽媽。」**一個路過的擁抱**

「我喜歡這樣的醫病關係。」**阿嬤合起來的嘴巴**

「人都這樣了，為什麼如此無情？」**掛電話的家屬**

「等等，還有一個人要來！」**家屬到了，才可以死？**

「不繼續壓，我就告你們！」**同居人的剩餘價值**

「你照顧過往生的病人嗎？」

ICU 的第三種選擇

「腦出血的阿嬤，在 4：30 往生了。」那天早上一起床，手機正好響了，是一則病人往生的通知簡訊。

我們醫院的傳呼系統，可以預約傳呼時間，由於這是預期中的事，不是突發事件，護理小組長並沒有在第一時間傳呼給我，而是設定在 6：30，估計我已起床才傳呼。

這位阿嬤是前往旅遊的途中，在遊覽車上突然失去意識。我猜，可能是鄰里辦的母親節出遊活動。阿嬤被送到醫院時，雖然緊急插管提供氧氣，但電腦斷層顯示有大範圍的腦出血，且兩側瞳孔呈現放大對光無反應、沒有咳嗽反射、無法自主啓動呼吸的瀕臨腦死狀態。

從跟家屬的言談之中得知，阿嬤的身體雖然還算健康，但之前時不時就會向子孫表示、耳提面命，萬一哪天自己不幸發生腦中風等變故，千萬不要幫她急救，因為她不希望自己走到「臥床失能」的這一步。

阿嬤之所以會「提早」交代與提醒，就是因為她自己的先生生前臥病在床好幾年。由於親身經歷照護者的角色，她更能體會其中辛苦，不只她自己要承受，全家人也跟著一起承受，更別說病人那種無法動彈的煎熬了。

為了遵從阿嬤以往許下的希望，幾個子女討論後，很快的就為她做了決定。他們最終選擇不要開刀、不要急救、不要使用升壓劑等維生藥物或設備，來延遲死亡的到來。他們唯一的一個要求，是把阿嬤轉送回臺南的老家，讓她能在子孫們的陪伴下善終。

「我覺得你們的決定是對的！我們就依照阿嬤交代的，讓她平順的走。時間是什麼時候還不能確定，但我評估大概就是這一、兩天了。阿嬤會決定自己要離開的時間。」

我重複說著，不曉得已經說過幾遍的話，明明是如此熟悉的臺詞，卻每一次說，心情都是無比的沉重。

「你們一起想一想吧！看看還有沒有什麼事情，是阿嬤之前放心不下的、做到一半的？有沒有人可以幫她完成？完成之後記得跟她說，讓她可以安心。」

「阿嬤真的會聽得到嗎？」阿嬤的孫女問。

「會的！」阿嬤的兒子摟著她的肩膀，堅定的說。

最後，阿嬤選擇在母親節那天，離開這個世界。對這家人而言，應該是加倍的折騰。母親節，對沒有媽媽的孩子來說，是很難過的一天。然而，對母親節同時是媽媽忌日的孩子來說，那種難過恐怕更難以言喻。

「阿嬤一定會很感謝你們，能夠依循她的意願，做出這個困難的決定。」我鼓勵阿嬤的幾個孩子和晚輩。這也是在 ICU 工作、看過無數生離死別後，逐漸養成的正向心態。換個角度想，能夠建立在「愛」與「勇氣」上、為至親所做的決定，讓她得以善終，何嘗不是最後的母親節禮物呢？

每間醫院的 ICU 裡，收治的是全院最嚴重的病人。這些病人需要高度密集的醫療照護，也仰賴儀器隨時監測生命徵象，最重要的是，這裡有重症專業的醫師和護理師二十四小時駐守。無奈的是，無論再怎麼努力，平均每十個住進來的人，大概有兩個沒辦法活著離開。

ICU，也是讓很多醫療團隊感到挫折的地方。病情受到控制、把病人治好的成就感，往往會因為醫治下一個病人的挫敗感，一瞬間被打回平地。

有些醫療人員把「不盡如人意」的結果，視為自己的責任，要不選擇離開必須不斷面對挫敗的職場、轉換跑道，要不為了不想因挫敗而悲傷難過，學會「隔離自己的情緒」。人是留下了，但心不在了。如此一來，家屬感受到的，可能就只剩醫療的冷漠而已。

我自己也曾經歷過，因為無法接受頻繁的生離死別，而萌生退意的階段。後來是接觸了正向心理學的訓練，才逐漸學會了轉念。於是，我問自己，除了離開 ICU 職場、留下來變得冷漠，難道我沒有第三種選擇嗎？

接著，我開始練習，把視病人往生為「挫敗」的想法，轉變成我們還能「積極的做更多」的態度。

面對無法救治的病人，我們還可以救家屬：可以協助他們解除心中的內疚和自責，可以引導他們及時向病人做四道（道謝、道愛、道歉、道別），可以提醒他們試著幫病人完成未竟之事。

病人放心了，家屬也能放下。

即使我已經是資深的 ICU 醫師，看過的、經歷過的不在少數，但做起這些事情來，也經常眼眶泛著淚水，感觸很深刻，這是一種踏實、滿足的感覺。我們在做的事，是有意義的事，是超越「挫敗」的另一種「成就」。

在 ICU 工作，要面對的「無常」往往比我們想像的還多，而且頻率很高。我常提醒住院醫師、新進護理師，我們一樣可以悲傷難過，但在悲傷之餘，我們會因為助人圓滿而感到踏實與滿足。或許，我也因此幫助了那個十七歲就喪母、卻沒有被醫師好好對待的自己吧。

記得某次 ICU 剛新進兩位護理師，那一周就住進了四位明確無法再挽救的病人。也就是說，這兩位護理師可能是第一次需要親身面對自己照顧的病人的離開，而且是「接二連三」的離開。

「你有照顧過往生的病人嗎？」

「嗯，有一位。」

「你現在照顧的這兩位病人，也即將會離開，你心理上做好準備了嗎？如果會難過，記得要跟學姐說喔！」

「好。」

「我送給你兩本書，你下班回去、有時間的話，可以先看看。你的病人，現在治療的目標很明確，就是要讓他們舒適的走完人生的路。其他還可以多做的，就是陪伴家屬走過這個困難的時刻。你能了解嗎？」

「知道。」

結果，護理師還來不及看我送的書，當天晚上 ICU 就送走了三位病人，一位大範圍腦梗塞併出血、一位肝癌併腦轉移出血、一位喉癌多年併轉移出血，都是預期中的事，也都安排好了。家屬難過之餘，也都勇敢的為他們的至親做了很好的決定，讓至親得以善終「好走」。

態度決定你的溫度

在 ICU 工作，要面對的「無常」比想像還多。很多「不盡如人意」的結果，確實是再努力也無法扭轉的。悲傷之餘，不妨試著陪伴家屬走過這個困難時刻，這是超越「失敗」的另一種「成就」。

「你希望怎麼離開世界？」
說走就走的殘忍

「阿金醫師，你在加護病房看盡生命無常，隨時都在面對死亡，如果可以選擇，你希望用什麼方式離開呢？例如，在海邊看著美景，打個盹就到天堂了？」有次受訪時，記者這樣問我。

年輕的時候，我還真的有想過這個問題。我覺得最好是能夠在睡夢中離世，既不用承受病痛的折磨、也不用面臨死前的恐懼，對我而言，這樣的「死法」一定是這輩子做好事、燒好香，才會有的福報。

加上我是重度睡眠呼吸中止症患者，是心肌梗塞、腦梗塞、腦出血的高危險群。還記得，第一次做睡眠檢查後才發現，我每小時呼吸停止三十六次，最長甚至高達四十六秒。

對我來說，睡覺時血氧過低，心跳突然停止，睡一睡就走了，也不是不可能的事。

可是，結了婚、生了小孩之後，我就不這麼想了。人生在不知不覺中畫下句號，雖然我自己不會經歷病痛的折磨，可以算是「好死」，但對於心愛的人來說，面對這種突如其來的惡耗，真的會措手不及，實在太殘忍了。

後來，我想了想，我情願是生一個不會猝死、有時限的疾病，接受病痛的折磨，來換取一些時間，幾年也好、幾個月也罷，讓我可以好好的和心愛的人說再見——道謝、道愛、道歉、道別。當然，這些都是平日就能做的事，不需要等到被診斷某個「有時限」的疾病才啓動。

等待返去的時陣若到
你著讓我先走
因為我會嘸甘
看你
為我目屎流

這幾年，我對江蕙《家後》歌詞所寫的，越來越有感。一方面是住在臺南這些年，臺語進步不少，一方是年紀到了。

當生死不再只是自己的事，就無法這麼的灑脫，說走就走。身上每多一份責任，就更要好好的活著：不從事危險的行為、不參加危險的活動、不酒駕、騎車要戴安全帽、開車要繫安全帶、不闖紅燈、遠離任何可能的意外。就會多留意自己的健康，減少猝死的可能：戴好呼吸器 CPAP、控制好三高、飲食節制、規律運動。

我最怕死的時候，是在兒子虎虎還小的時候。深怕自己突然離世，很多話會來不及跟他說，偏偏他那時還小，跟他說再多，大概也是有聽沒有懂。後來，我就把想跟他說的先寫下來、錄音、錄影，想說等他長大以後，就可以自己看了。

萬一有個不幸，算是留了一些紀念的東西，給他當成回憶的線索，讓他知道他老爸生前是個怎樣的人。這些資料陸陸續續也累積了不少，照片、著作、臉書貼文，還有一些報導和訪談。至少，比起我母親離開時留給我的兩張照片（沒有合照）多了很多。

別讓自己的離開，成為心愛的人一輩子的折磨、遺憾、內疚與自責。即使科技進步神速、AI 世代來臨，生命總會走到盡頭，每個人都可以早點開始準備，把握當下的每一個時刻。等到這些都完成了，心愛的家人也都做好準備了，或許才能奢望自己能夠在睡夢中安詳的離開吧。

態度決定你的溫度

別讓自己的離開，成為心愛的人一輩子的折磨、遺憾、內疚與自責。身上每多一份責任，就更要好好的活著，但生命總會走到盡頭，善終不只需要愛與勇氣，更需要提早準備與事先溝通。

「我是那個孩子的媽媽。」

一個路過的擁抱

「意外發生那天，正好是他生日，媽媽在急診醫師說明病情後，就幫他做出這個決定、替他圓最後心願——器官捐贈。術前，協調師在耳邊告訴他，他的器官會幫助那些長年受到病痛折磨的人，而這些『重生』的人與家庭，會把祝福帶到不同的角落。」

上述文字是摘錄自我的第二本著作《ICU 重症醫療現場 2：用生命拚的生命》其中一則〈無法救治的當下，一個不結束的決定〉的前言。

那是一位媽媽面對孩子在生日那一天、不幸發生車禍腦死，卻忍著悲傷讓孩子的愛傳承下去的故事。起初，我並不知道有媒體轉載，直到我的臉書收到一則私訊。

「我是那個孩子的媽媽。很早以前我一直想和陳醫師說聲謝謝，但我鼓不起勇氣，我永遠無法忘記那天醫師一見到我，第一句話就跟我說『今天是他的生日』，所以看到這篇文章前幾行時，我就知道寫的是我的孩子。」除了文字訊息，還有一個報導的連結。

「孩子會感激你為他完成心願的，受到捐贈的家庭也會很感激您的大愛。我可以寄一本書給您嗎？」這是那位捐贈器官孩子的母親，我把握機會再次向她致謝。

「好的，謝謝陳醫師。當我看到網路上的這篇文章時，就分享給家裡的晚輩看，他們都說這是弟弟要讓我看到的，讓我知道他在那邊很好。」其實，我很樂意這樣的大愛故事，能夠讓更多人看見。

「那天，弟弟剛從分院轉到總院時，在急診室有位護理師主動安慰我。後來，在 ICU 外等待的那幾個鐘頭，我最煎熬、無助的時候，那位護理師又出現了，還給我一個擁抱。這個擁抱意義重大，我一輩子都不會忘記，也祝福這位護理師平安順遂。」這段故事是我寫書時，還不知道的事。

「請放心，我會幫您找到這位護理師，代您向她致謝、給予祝福，也會送她這本書。」從沒想到這個故事還有讓人感動的「番外篇」及隱藏版的重要角色。

我想，這位護理師應該是放心不下在急診遇到的媽媽，在下班後或趁著工作空檔，特別前來加護病房關心。在家屬感到最無助的時候，一句話，一個擁抱，就像是汪洋大海中的一塊浮木，可以讓載浮載沉的他（們），稍微安定下來。小小的溫暖舉動，不只讓人記憶一輩子，也可能會影響一輩子。

護理師的一個擁抱，療癒了這位媽媽受傷的心，而媽媽一個無私的決定，則幫助了好幾位等待器官移植的病人，讓他們重獲新生，回到最愛的家人身邊。我始終相信，他們一定會把這份愛用各種形式散播出去，形成一個「善的循環」。

既然答應幫媽媽傳送祝福，我展開了尋找「暖心護理師」的超級任務。前前後後歷經十天，我四度前往急診室找線索。我先是翻閱病歷，找到當時在急診室照顧「那位弟弟」的護理師，還有在病歷上也曾經出現的護理小組長，希望從她們那打聽到更多資訊。

第一次去急診室的時候，恰巧兩位護理師都沒有上班。於是，我問了她們的班表，再去第二次。這一次我遇到這兩位護理師，但因為已經事隔近一年，兩位都說沒有印象。一次斷了兩條線索，我有點失落，人海茫茫，到底要去哪裡找這位護理師呢？

本來還想要在急診室裡張貼公告，但這多少涉及到隱私，似乎也不太適合。所幸熱心的護理小組長答應幫我問問看。當天晚上我比較早就寢，結果睡夢中被簡訊驚醒。我趕緊起身查看，因為這個時間收到的簡訊，通常都是醫院傳來的，而且是有關病人的狀況。

「暖心護理師是雅惠喔！她今天剛好是大夜班。」看到護理小組長的訊息，我整個人都醒了，心想著，太好了，大夜班是早上八點下班，我六點半就會到醫院，應該碰得上。

隔天，就是臉書被那則毀滅式長文洗版的日子——知名藝人的前妻深夜以五千字長文陳述其婚姻內幕，震驚各界，而我也不小心多花了一些時間在馬桶上滑手機，到醫院稍微遲了點。不過，巡完 ICU 各床病人的病況，我依然趕在八點前來到急診室。結果，就是這麼巧，雅惠六點半就下班了。

實在是殘念啊，居然為了五千字錯失了「相見」的機會。我確認過班表，準備星期一再來找她，也拜託護理師同事務必幫我留人。超級任務走到第十天、第四次來到急診室，我終於找到這位暖心的護理師了。

「雅惠，你還記得年初那位器官捐贈的病人嗎？」

「記得啊！同事說您在找我，原來是想問這件事？」

「是啊，你那天有照顧過這個病人嗎？」

「沒有。但我有聽說他轉院過來，是要來做器官捐贈的。我看見他的媽媽在一旁很難過，就過去安慰她。」

「你是下班以後，還特別上去 ICU 找她嗎？」

「不是。我是送其他病人上去隔壁的加護病房，無意中看到她一個人守在 ICU 門口，看起來非常的悲傷，於是我就走過去給她一個擁抱。」

「你真的是她的暖心天使！」我把那位媽媽的祝福傳達給雅惠，也感謝她印證了我常說的一句話：無論在什麼位置，我們都可以選擇，當一個更有溫度的人。

當然，更感謝她的「雞婆」之舉，即使不是她照顧的病人、不是她的職責，但她卻自然而然的送出了這份溫暖，寫成了這個善良、正向的番外篇故事。

態度決定你的溫度

你的溫度，可以比你想的還暖！一個簡單、雞婆的舉動，可以讓載浮載沉、找不到方向的人，稍微安定下來，讓受傷的心得到療癒，甚至啟動一連串「善的循環」。

「我喜歡這樣的醫病關係。」

阿嬤合起來的嘴巴

中午十二點半，才剛打開我的便當，就收到專科護理師的訊息。她傳了四張照片給我，打開一看，竟然是稍早往生的阿嬤的照片。

這位阿嬤是在大概一個小時前往生的，由於是預期中的事，這幾天，我們團隊也引導家屬做好「道謝、道愛、道歉、道別」的四道了。

專科護理師傳來的這四張照片，肯定摻了不少洋蔥。一張是阿嬤、阿嬤家人和幾個護理師的大合照。一張是阿公抱著阿嬤，他們的女兒在幫他們合照的側拍。一張是護理師正在幫阿嬤化妝。一張是護理師用折疊的枕頭套幫阿嬤墊下巴。看了最後一張，我眼淚就忍不住奪眶而出了。

突然間，我想起幾天前護理長曾徵詢過我的建議。她問我，可不可以在阿嬤離開的時候，幫她塗口紅。因為幾個護理師想要嘗試在阿嬤的最後時刻，幫阿嬤和她的家人留下一些美好的紀念。我聽了，當然舉雙手贊成，只要家屬願意，為什麼不可以？

沒想到，短短的一個小時內，她們竟然做到了。她們邀請阿嬤的家屬一起參與，即使他們的臉上難掩悲傷，仍然透露著一抹淡淡的笑容，這個「計畫」對家屬來說，肯定是意義重大。我的思緒被下一則訊息打斷。

「禮儀公司的人快來了，你要趕過來嗎？」

「我趕過去，來不及的話，不等我也沒關係。」

我雖然這樣說，但我多希望自己可以來得及。擱下沒吃幾口的便當之後，我趕緊去等電梯。眼看著電梯似乎在別的樓層耽擱了，我也沒耐心等了，乾脆走樓梯衝下樓去，深怕錯過了送阿嬤最後一程的機會。

還好，趕上了。

「阿嬤看起來很安詳，也很漂亮！」我一邊說，一邊拍拍阿公的肩膀。

「是啊！你看，她現在的樣子跟她之前拍的照片一樣。」阿公把他的手機遞到我的面前，分享了幾張剛剛專科護理師沒有傳的照片。

一開始，我對護理長想讓家屬和阿嬤合照的想法，還有些顧慮。可是，當看了阿嬤這麼漂亮的妝、安詳的面容，就像睡著一樣，我就放心了。

阿嬤的樣子不僅不會讓人感到難過或害怕，還撫慰了家屬失去至親的痛，留給家屬一個美好的回憶，讓其他沒能陪伴在側的親友，參與阿嬤的最後一程。

說真的，我很少看到人往生之後，能有這樣安詳的臉色。其實，最後的這兩天，我們有刻意多脫一些水，讓阿嬤原本浮腫的臉，盡可能回到住院前的樣子。聽護理師說，這個妝可一點都不馬虎。不只特別請了會化妝的護理師來幫忙，還把固定插管的壓痕都遮住了。

難得的是，為了讓阿嬤漂亮的入鏡，降低家人的不捨之情，護理師想盡辦法把各種「治療痕跡」給淡化。

他們先是請阿公為阿嬤挑選一頂帽子，遮住因為被取下一大塊頭骨，而凹陷的頭顱。當我稱讚阿公挑得很好時，他還很得意的說，他挑的帽子和衣服有搭到。

然而，最困難的是嘴巴的閉合。大部分長時間插管的病人，往生之後，把管子移除，嘴巴都還是開開的。阿嬤插管整整八天，如何才能讓嘴巴呈現自然閉合的狀態呢？原來，這是有訣竅的，為此護理師還特別請生命禮儀公司的人來教。

趁著等待的時候，我把握機會，繼續肯定家屬對阿嬤的付出、解除他們的內疚自責、協助他們轉念與放下。這些事情在阿嬤進 ICU 的第一天，我與護理師就開始做了，在病況不樂觀時，也一直在加強，直到這個關鍵時分，還是要再提醒一下才行。

「真的很謝謝你們的幫忙，還讓我們把平安符、符水拿來用，本來以為你們會反對、覺得我們難搞，沒想到你們二話不說就答應了。」

縱使阿公本身就是藥師，比起一般民眾具備更多的醫學知識，但在這樣無助的時刻，也只有這種看不見的輔助治療了，一方面是撫慰心靈，一方面是想盡一分心力。我常說，符水就是家屬的「祝福」，沒什麼不可以。

「還有，陳醫師寫的這張『病情解說單』好理解又很清楚，讓我們比較容易了解病情，讓我們知道接下來會發生什麼事、要做什麼準備。」

阿公從口袋拿出我八天前、阿嬤剛住進 ICU 時就給他的「交班單」。往後每一天有家屬來會客的時候，我都會請他拿出這張單子，除了重新向「新來的」家屬講解一遍外，也會再補上最近的疾病進展。

「對啊！事情發生的第一天，我真的腦袋一片空白，陳醫師說的很多、很仔細，但我什麼都聽不進去。還好有這張單子，回家我再『複習』，就陸續拼湊起陳醫師說的話了。」長女接著補充。

那張已經發皺的紙，載滿的是家屬對病人的關心，更有著對醫護專業的信任。

「我覺得啊，媽媽真的選了一個很好的時間，她一向就是那麼的貼心，什麼事都想得很周到。」女兒說。

「是啊，在子孫、親友都來看過了，選在白天、離農曆年還有一點時間的這個時候，讓我們不致手忙腳亂。她平常就是這樣，什麼事都不喜歡麻煩別人。」阿公補充。

「說起來，真的很神奇，我明明長年住在國外，回臺灣也要配合政策隔離，但不知道為什麼，我就跟我老公說，我們一定要回臺灣一趟，也真的馬上就訂機票。隔離完，我們還全家一起出遊，媽媽玩得很高興。我覺得，還好有回來，還好有出遊，不然，我真的會很遺憾。」

聽阿嬤的長女說到這裡，我竟然有感而發，忍不住流下了眼淚。現在的我，很感謝十七歲那年的遺憾。我告訴他們「真的，這也是我最大的遺憾。我不希望相同的遺憾，再發生在我的病人和家屬身上，這是我一直在努力的事。」

「陳醫師，我們很感謝你。」

「不，你更應該謝謝這些護理師。她們真的很用心，年紀輕輕的，就要面對生死、把屎把尿，像她才二十幾歲而已。」我轉頭看著年輕、染著一頭金髮、戴著假睫毛的主護。

在這個剛出社會的年紀，大部分的女孩都是打扮得漂漂亮亮去上班，她們卻選擇待在 ICU 當護理師，面對這些生離死別、困難抉擇、沉重壓力。

「欸，陳醫師，你剛剛講到年輕的時候，好像沒有指到護理長耶？」語畢，大家都笑成一團。真的很難得，在這個「離別」時刻，家屬還能和我們如此輕鬆的聊著天、開玩笑，代表他們接受這樣的必然，可以放下了。

「奇怪，葬儀社的車還沒來？也太慢了吧，我來打電話催一下。」阿公似乎等得有點心急了，撥通了電話「什麼？你們還沒出發！怎麼搞的啊？氣死人了。」

「阿公，不要急啦！或許這是阿嬤的安排，她可能還想要再聽我們聊聊天啊，我上樓拿兩本書送您。」我再度飛快爬樓梯到辦公室，拿了我的兩本書下樓來。想著，如果有機會，一定要把這個故事寫進第三本書裡。

「阿公，我要怎麼稱呼你比較恰當啊？」簽書署名之前，我詢問了阿公的建議。

「就寫『○大哥』就好了啦！你們看起來又差沒幾歲。」長女語畢，大家再度笑了。

我把簽好的書，雙手奉上送給阿公。他接過書後，把兩本書擺在阿嬤的頭旁邊。接著，所有人一起來個大合照，我則搭著「阿公大哥」的肩。

等我注意到時間，已經是下午一點半了。我示意主護先去吃午餐，畢竟等等回到 ICU，一忙起來，又要餓著肚子了。結果，是她主動表示想要送完阿嬤再看著辦。

沒過多久，葬儀社的車子來了，我跟幾個護理師一起送阿嬤到電梯，家屬向我們鞠躬致意，我們也向他們鞠躬、揮手回禮。

「我喜歡這樣的醫病關係。」我跟自己說，也想讓身邊幾個護理師知道。我會記得這天，是阿嬤讓我們知道，除了治療之外，還可以做這麼多、學習這麼多。

往後的這個日子，家人無可避免憶起失去家人的悲傷，但他們還會多了一些溫馨的回憶，或許他們會看著照片，聊聊這天大家為阿嬤所做的事。

態度決定你的溫度

在醫院裡，有太多悲傷的故事，在 ICU 裡更是如此。治癒重症病人的處方，會因人因病而採取不同的方式，但治癒家屬的唯一處方，只有「關懷」。這是我們的初衷，更是我們的價值。

「人都這樣了，為什麼如此無情？」

掛電話的家屬

早上起床就收到護理小組長「預約」傳送的簡訊：○床病人於 1：50 死亡。這類「死亡通知」可以說是當了 ICU 主治醫師後，最常收到的簡訊。

這是一位年近六十歲的男性，他罹患大腸癌已經十年了，身上有個腸造口，同時有三高慢性病史。四天前、農曆年後開工第一天，他就因為腦出血住進 ICU。

「因為找不到家屬，所以沒有開刀。」

「我想，應該是神經外科醫師評估後，認為開刀對病情沒有助益，所以才沒有開刀。如果真的有開刀的必要，在緊急救命的狀況下，是不需要有家屬簽署手術同意書，就可以直接開刀的。」我向護理師說明。

「目前為止，還是聯絡不到家屬嗎？」

「是的，已經請社工師幫忙了。」對護理師來說，遍尋不著病人的家屬，是一件很困擾的事。還好醫院社工師很快就透過里長、派出所找到病人的家屬。無奈的是，找到是找到了，但家屬明確表示，他們不願意出面處理。然後，就把電話掛斷了。

「什麼！他的家屬怎麼可以這樣啊？」

「如果一直都沒有家屬願意出面、沒人來簽 DNR（不施行心肺復甦術），那之後病人心跳停止，是不是還要 CPR、救到『最後一刻』呢？」

「不是吧！家屬真的要這麼無情嗎？」聽到社工師的轉述，幾個感到疑惑的護理師，你一言、我一句的討論著。

「每個家庭都有每個家庭的為難，醫院這邊只能盡力聯繫，提供專業治療。如果腦幹已經衰竭、確認 CPR 沒有任何助益，當然就不需要 CPR 了。再看看這幾天的進展吧！往生的時候，再通知家屬。若他們還是不出面，社工師也會有相關的協助和處理流程。」

我簡單的向護理師說明。畢竟，我們也不是第一次遇到這樣的情況了。走到了生死關頭，家屬依然如此堅定的回應，恐怕是長期以來家庭關係決裂所導致。可能是家屬的無情，也可能是病人自己無義在先。

家家有本難念的經。他們之間築起的那道牆，我們難以介入與瓦解，誰對誰錯，更不是我們可以去評判的。現階段可以做的，就是藉助醫療專業判斷，怎麼對病人有助益，就那麼去做。至於沒有助益的，就不必徒增痛苦了。

病人往生時，我們依然要盡到告知義務。至於家屬要不要來看「最後一面」則由他們自己決定。值得放心的是，就算家屬沒有出現，醫療費用有健保和善款基金可以處理，喪葬事宜有醫院社工師可以協助，也算做到另一種形式的善終。

醫護人員能說的、能做的，大抵如此了。因為自以為好意的提醒、過度的干涉、甚至執意改變別人家庭的決定，都可能成為情緒勒索與人情壓力。曾有位病人的姐姐，恰好就做了最壞的示範。

「陳醫師，你上次說我的先生肝硬化是最後期，那他可不可以換肝呢？」我聽了病人太太的詢問，深吸一口氣，盡量壓低自己的聲量、壓抑自己的情緒回應：「他現在人都還沒有完全清醒，暫時先不討論這個。」

這是一位長年喝酒，有酒精性肝硬化的病人，但他這次並不是因為肝硬化而就醫，而是酒後搭乘機車，從後座摔下來，造成腦出血、多處骨折。手術之後，雖然情況已經穩定下來，但是尚未完全清醒。

「我們目前治療的重點，是放在眼前的問題，腦出血、骨折都需要復原的時間，他的肝硬化是長期以來的問題。人如果沒有清醒過來，也不可能把他送去換肝。」我接著補充，希望把這位太太拉回現實。畢竟，酒精性肝硬化的病人，由於通常有高度酒癮、長時間的飲酒習慣，基本上要有戒酒的意願，且戒酒達半年以上，才有資格談換肝。

「我知道他情況不允許，但他姐姐就叫我一定要問。」

「姐姐想捐肝給他嗎？」聽病人太太這麼說，我反而有點好奇了，難得有姐姐那麼有心，想捐肝給自己的弟弟。

「不是。她是說我兒子血型和他爸爸一樣，這樣是不是就可以捐肝給他爸爸了？」看的出來，這位太太也是蠻無奈的。我聽完後，差點就按捺不住心中那把火。

「這樣吧，你請姐姐過來一趟，我來跟她商量。她可以有更多方式來照顧她弟弟，看是要幫忙負擔醫療費用、照顧費用，還是要長期幫忙照顧？我來跟她討論。」其實，我真正想說的是「不要只會出一張嘴，情感勒索自己的姪子！」

態度決定你的溫度

病人與家屬間的紛擾，不是初次見面的醫護人員可以評判或介入的。家家有本難念的經，我們很難促成「世紀大和解」，但可以藉助專業，做一切對病人有助益的治療。

「等等，還有一個人要來！」

家屬到了，才可以死？

「老師，不好意思，這麼早打擾您。昨晚 ICU 新來的病人 CPR 了，家屬希望要救到底。」我被電話吵醒了，是值班的住院醫師打來的。看了看時間，才凌晨五點，距離我預計起床的時間還有五十分鐘。

「那就 CPR 三十分鐘，如果病人沒辦法回來，就跟家屬說，不要再壓了。」睡前，我就知道有這個新病人，是年紀大、心臟衰竭、癌症合併敗血症的病人。住進加護病房幾個小時內，就發生過心跳停止。雖然有點快，卻也是預料中事。

「你有跟家屬談 DNR 嗎？」

「有，可是家屬還是希望積極搶救。」

這個我能理解。值班的住院醫師很難在這麼短的時間內，和家屬建立信任感，然後，可以談成 DNR 的。稍微一個不小心，家屬就會誤認為是醫院不想救。

「好好安撫家屬。有什麼問題，再打給我。」我簡單問了幾句，基本上能做的事，值班醫師都做了。本來想說，我趕過去加護病房，也改變不了什麼，但躺下來後卻絲毫沒有睡意了。最後，我還是決定快速梳洗，提早去醫院。等我到加護病房，已經停止 CPR 了。

「病人都沒有反應嗎？」我問值班醫師。

「嗯，CPR 超過三十分鐘了，他的太太和子女剛剛也都進來看過了。」

「那就可以整理了。」我注意到病人的管子還沒拔。

「可是，家屬說，還要再等一些家人。」於是，我去加護病房外，向病人的太太和子女說明病況、剛剛的急救過程及後續我們要做的整理。

「如果沒辦法了，就讓他自然就好。」太太說。我觀察他們的神情，似乎已經可以接受至親離開的事實了。

「等等，還要等我的表姐過來，她已經在趕過來的路上了。」倒是病人的子女像是突然想起什麼似的。

「好，那就等表姐過來，再按鈴。我們一定會讓表姐看完最後一面，再開始整理。」我答應了他們的要求，這位「表姐」肯定是個重要人物。

「家屬悲傷是一定的，看起來也已經接受事實了。可是，他們堅持還要等一位表姐來，你不覺得有些奇怪嗎？」回到加護病房裡，我和住院醫師說了病房外的情況，也提出了我心中的疑惑。

「對啊，一般都是等配偶、子女到場，都看到最後一面而已。難道這位『表姐』是什麼重量級人物嗎？」

「你知道，這位表姐要怎麼稱呼病人嗎？」我平日就喜歡抽考住院醫師或護理師，而且出題範圍不限，加護病房裡會用到的、遇到的，都是必考題。

「要叫舅舅、姑丈或姨丈。」等了好幾秒，住院醫師沒有回答。不知道是不是太累了，我就直接公布解答了。

「對喔，只是這樣的關係談不上至親，為什麼還要特別等她來？啊，她會不會是醫療人員，還是法界人士？」聽住院醫師這樣說，我想想，好像也有可能。還是等她過來，再跟她說明，才比較安心。在這個醫療糾紛普遍的年代，我們忍不住就會往這樣的方向想。

「你先把記錄完成。」的確，病人病情快速惡化，若家屬還是無法接受，或有所疑慮，我還是希望第一時間就說明清楚。同時，安慰住院醫師「你也不用太擔心，說不定她是殯葬業者，家屬才想要等她來再處理。」住院醫師顯然對我這個突如其來的觀點，還沒準備好接受。

這位「表姐」終於趕來了。我上前向她仔細說明病人的情況。我發現她很快就能理解我所說的，這讓我很好奇她的身分。差不多說明完畢後，我忍不住問她：「我發現你對姨丈的情況很清楚，你也是在醫院上班嗎？」

「不是啦！因為我平常就在幫忙阿姨處理姨丈的事，很多事情我都有參與到，所以才會對姨丈的病情比較了解。」

「你真的很關心姨丈，難怪他們都堅持要等你來。」原來不是醫療人員、法界人士，也不是殯葬業者，單純只是一位關心病人、關心家屬的親友。看來，我們真的是多慮了。

在病人生死交關的時刻，難免會遇到像這樣要求救到最後的家屬，但可不是每一位家屬都能聽進去我們的建議，有的甚至堅持「等」全部家人都見過一輪，才捨得放手讓病人走，一來一往就是數天的折騰。於是，自然不是每一個故事，都能有這樣溫馨、圓滿的結局了。

態度決定你的溫度

到底來說，「最後一面」只能是一種形式上的參與。生前把握每一刻相處與互動，用愛與付出建立的緊密關係，是即使親人離世也不會輕易瓦解的，因為他已經永遠活在你的心中了。

「不繼續壓，我就告你們！」

同居人的剩餘價值

十幾年前，當我還是個菜鳥主治醫師的時候，遇過一位人生最後一段路、走的不是很平順的老榮民。

這位老伯伯八十幾歲了，他的病情，我是有掌握的。住院前，他就已經臥病在床很多年了，而且長期在洗腎，這次住進加護病房，是敗血症導致多重器官衰竭，用上兩線升壓劑，卻不見效果。我知道，他隨時都可能會離開的。

「陳醫師，已經急救（CPR）超過半小時了，他的家屬還是希望我們繼續壓。」半夜接到這通電話後，我梳了梳頭髮，就趕去醫院了。那時候，我還住在醫院對面，有什麼風吹草動，一收到通知，五分鐘內我就可以抵達加護病房。

「你們醫院就依照規定，該怎麼做，就怎麼做，把該有的程序都做完吧！」由於知道老伯伯在臺灣沒有親眷，所以入院時我們也有先和退輔會的人談過了。

退輔會是專門處理退伍軍人就業、就學、就醫、就養與服務照顧等事項的機關。與我接洽的人告訴我，他可以代簽任何治療的同意書，但是就是不能代簽 DNR（不施行心肺復甦術）。

這是那個年代的無奈，也是我的無奈。我明明覺得應該要讓老伯伯好好的走，不要再承受 CPR 的折騰，但當時還是菜鳥主治醫師的我，也不敢直接不急救，深怕以後會冒出什麼家屬來追究責任。所以下班前我就先交代值班醫師，發生緊急情況就 CPR 三十分鐘，若心跳血壓還是沒恢復就停止。

「不對啊！老伯伯在臺灣明明就沒有家屬，平日也只有一位五十多歲的照護阿姨會來會客，怎麼就突然冒出家屬來，還一出現就要壓到底？難道是我聽錯了？」前往醫院的路上，短短幾分鐘，我邊走邊想，越想越不對勁。

到了加護病房，就看見那位照顧阿姨已經等在那裡了。我看了看老伯伯，知道即使再壓下去，伯伯也不可能回來的，就示意值班醫師可以停止 CPR。結果，阿姨一聽我這麼說，居然就直接跪了下來。我這個菜鳥主治醫師被眼前的舉動嚇到了，趕快上前把她扶起來。

「伯伯很辛苦，我們都盡力了，讓他好好的走吧！」

「不行！你們一定要救他、一定要救！」她苦苦哀求。

「我們都壓三十分鐘了，伯伯到處都在流血，肋骨也壓斷了！若不是特殊情況，通常急救三十分鐘就是極限了，如果這段時間病人沒有回來，代表時間差不多了，就不需要再壓了。」我再次跟阿姨解釋。

「不行，你們一定要再繼續壓！」她提高了聲量。

「再壓下去，也不會有幫助的！」我堅定回應。

「陳醫師，我們有去跟急診借了 Thumper（機械式 CPR 機器），要不然就裝上去，看她想要壓多久，就給壓多久。」護理小組長把我拉到一旁悄悄的說。

「不用啦！何必這樣折騰老伯伯呢？」

我腦裡浮現的是之前同事遇到的一些例子，有的是因為醫療糾紛、家屬不願放棄，有的是家屬要「等」子女從北部趕來見最後一面，總之，為了繼續壓、繼續救、不讓病人死，只好裝上這臺機器，一壓就是好幾個小時。

這種「氣動式Thumper」運作時，會發出「滋——滋——碰——」的循環聲，連續聽個幾小時，有經歷過的醫療人員，心裡多多少少會有陰影。

「拜託你們再繼續壓啦！」阿姨歇斯底里的吼著。

「就到這裡吧！我們會讓你和老伯伯好好道別之後，再來幫他整理。」我心裡正想著，這位看護阿姨還真是有情有義，這麼捨不得老伯伯、就聽見她近乎咆哮似的恐嚇。

「你們不繼續壓，我就告你們！」見我們沒要聽她的，她變得更強勢了。我則是被這個突如其來的話給激怒了。

「你是伯伯什麼人？」

「我是他同居人。」

「同居人？」我有點疑惑。

「對，我跟他生活很多年了，如果他死了，我就必須返回中國，這幾年的等待通通白費了。拜託你們幫幫我吧。」喔，我這才恍然大悟，原來不是有情有義，而是個人利益。

「阿姨，請你明白，我們都是依照醫療專業來處理的，你要告的話，我們也只能尊重。」我用僅存的一點點理性，壓抑著快爆發的情緒。

隔天，社工師告訴我，那位阿姨是從中國來照顧伯伯的，對外她都自稱是伯伯的同居人。來臺灣後，她靠著伯伯的月退俸，養活在中國的子女，還有老公。熬了好幾年，只剩一個月，她就能申請長期留在臺灣了。

老伯伯一旦往生，她不但失去重要的經濟來源，還必須出境、返回中國。所以就算老伯伯長期臥床、洗腎，頻繁的進出醫院，這位阿姨就是堅持要救，要維持他的生命。

聽了社工師的話，我心裡真的很難過。人在晚年，被勉強維持著生命，毫無尊嚴的活著，竟然只是有人想要利用他的剩餘價值，滿足自己的利益。慶幸的是，這種事情並不是天天在上演，不過，只要碰上一件，就會永遠記得。我依舊會維持醫師的熱情與使命，我依舊相信人性本善。

在追小劉醫師作品改編的《村裡來了個暴走女外科》時，這件事又被我想起來了，劇中昏迷的「黑腳」阿公不斷的被截肢、急救，就是因為子女想要繼續領他的保險理賠金。

很多時候，醫護人員只能像這樣，看著家屬為了病人所剩無幾的剩餘價值，要求救到最後。期許未來能藉由照顧、退休制度的修正，及《病人自主權利法》與《預立醫囑》的推動，讓年長者、失能者，獲得有尊嚴的善終。

態度決定你的溫度

堅持壓到底的背後，不是捨不得親人離去，而是捨不得自己離去。我以為的有情有義，原來只是個人利益。一個人在晚年，還必須被維持著生命、毫無尊嚴的活著，是讓人多麼難過的事。

特別收錄2

領藥「十不」有聽要辦到

1/ 不要沒繳費，就想領藥。

各大醫療院所都沒有先領藥、再付錢的服務，所以看完診之後，請先前往批價櫃檯結帳繳費，再去領藥櫃檯準備排隊。千萬不要在那邊吵說「為什麼領藥窗口不能繳費！」因為藥師只會數藥，不會數鈔票啦！

2/ 不要號碼還沒到就排隊。

藥師調劑是批次進行的，一批做好了，才會叫號。例如，目前燈號是 3030 號，做好 20 個後，燈號就會直接跳到 3050 號，這時 3031 至 3050 號的民眾就能去排隊了。唯一的例外是「過號」，過號的人可以隨時排入隊伍。

簡單來說，就是跳出來的號碼，比你手上的號碼牌「大」才需要去排隊。太早排的話，就像「占著茅坑不拉屎」，不僅

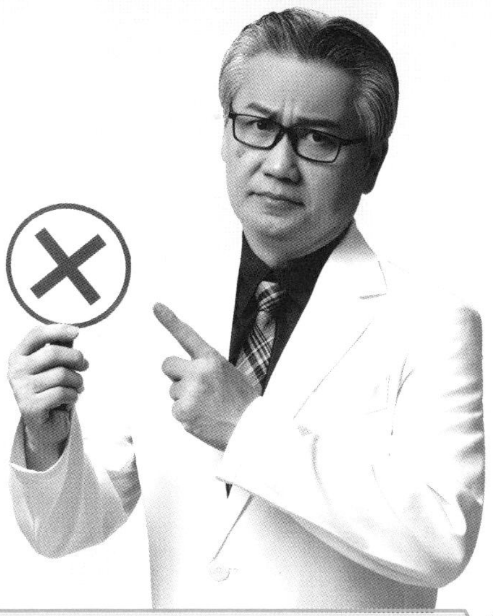

會影響別人的領藥動線，即使真的排到了，藥師還沒調劑好，你也無藥可領。

3/ 不要催、不要趕。

即使你要趕火車、趕公車、趕飛機……都一樣，請耐心等候，按照先後順序來。有事在趕的人，真的不是只有你一個，有人要趕回家餵小孩、趕回家煮飯、趕回家倒垃圾，還有要趕回家上廁所的。

4/ 不要問藥師「我的號碼到了嗎？」

領藥櫃檯的燈號通常又大又顯眼，有的醫療院所還會有雙語（國語和臺語）報號，所以請保管好自己的號碼牌，自己看燈號再排隊。藥師的工作攸關用藥安全，實在沒辦法分心幫你查。

5/ 不要排錯隊和插隊。

為了避免領藥人潮「塞車」，大部分醫院領藥櫃檯都有單雙號分流，請務必看清楚再排。不要自己排錯窗口、發現領不到藥就無理取鬧「為什麼輪到我了，卻不給我領？」那是因為你的藥在另一「籃」。

此外，請遵守秩序，不要插隊，藥師沒時間出來管理秩序和調解紛爭。更不要好奇打開「暫停受理」的窗口，裡面真的不會有人，如果有的話，小心你會被嚇到。

6/ 不要挑戰藥師的專注力。

請讓藥師專注幫你核對身分、核對藥物，並向你解釋用藥方式及注意事項。為了你的用藥安全，不要製造讓藥師分心的舉動，例如，持續用健保卡「輕敲」桌面，這個聲音很容易讓人抓狂。當然，領藥的時候，請記得自己的名字和出生年月日，不要一問三不知。

7/ 不要在領藥時講電話。

因為藥不是拿了就走，藥師還需要跟你核對身分、藥物和教導用藥。所以請先把電話講完再去排隊，你要出示的是「健保卡」而不是你的「手機」。

8/ 不要忘記當面清點藥物。

就跟你去銀行櫃檯領錢一樣，領藥也要當面清點，確認沒問題後再離開。這樣可以確保正確的藥物交付，也不會因為事後發生爭議，而必須花時間調閱監視器，以證明彼此的清白。

9/ 不要叫藥師幫你加藥。

想要加點什麼藥，去跟醫師談，不要搞錯對象了。藥師是依醫囑調劑藥物，不能幫你多加藥。也不要一直問藥師「為什麼某某藥這次沒有開？」舉凡對藥物的各種疑慮，都請去和醫師討論。

10/ 不要對藥師大小聲。

我知道你從在停車場等車位開始，一路等電梯、等看診、等繳費，好不容易才「熬到」等領藥環節。看見藥師時，耐性大概已經到了一個臨界點，但為了你的用藥安全，最好善待這個「最後一關」的關主，不要對藥師大小聲。

3

遺憾，是一種禮物

那些不存在的早知道與必須被理解的決定

「為什麼想當醫師？」**我要幫母親報仇**

「你會 CPR 嗎？」**就事論事的殺傷力**

「我就是要讓他內疚啊！」**住院醫師的正義感？**

「我想說沒那麼嚴重…」**動怒後的反省**

「來住女婿家，跌倒撞到頭。」**有溫度的救治**

「這樣的決定很冷血嗎？」**救與不救的掙扎**

「能多給他們幾天時間嗎？」**無助的異鄉人**

「她能撐到母親節嗎？」**最後一個「有母親的節」**

「為什麼想當醫師？」

我要幫母親報仇

「阿金醫師，您為什麼會想要當醫師呢？」好幾次，受邀去演講的時候，都會有現場聽眾問我這個問題。我的答案是「為了報仇！」

我曾經是一個對醫療、對醫師不信任的家屬。三十多年前，我的母親是整整等了兩年才終於等到心臟手術的機會，卻在手術前一天過世了。

面對母親的離世，我心裡有著滿滿的恨意——「我母親人好好的進來，怎麼會突然往生？」「一定是醫療人員有疏失！」「我要查個清楚！」「我要幫我母親討公道！」

我本來就是個標準的書呆子，生活的重心只有念書和考試，早上五點起床，晚上九點睡覺，生活很規律，也很無趣。母親驟逝後，我更專注在念書上了，一方面克制自己想起這個傷痛，一方面下定決心要查個水落石出。

其實，直到現在我對母親生的是什麼病、要做的是什麼手術，還是不清楚。就算是在當年，想問可能也問不到。因為醫師每天的巡房時間都是固定的，不太可能另外跟醫師約，家屬時間配合不上也沒辦法。請護理師幫忙詢問，通常只會得到「醫師沒有空」的答案。

「媽，你有問過醫師，你生的是什麼病嗎？」

「醫師說，講了我也聽不懂。」醫師說的也沒錯，因為他是說馬來文，而我媽聽不懂馬來文。

「那你有請醫生寫給你，說要給我看嗎？」媽媽拿出一張小小的便條紙，上面只寫了兩個英文字：Mitral Regurgitation。

後來，我拿著紙條，去問學校的生物老師，才知道是「二尖瓣膜逆流／閉鎖不全」的意思。這是我對我媽病況唯一的了解，沒有更多了。

大部分病人與家屬最想知道、最關心的：這個疾病會有什麼症狀、有什麼治療方式、要做什麼手術、手術的風險如何、預後會怎樣等，我一概無從得知。

那時候的我們，沒有發問的機會，醫師也不願意多花時間跟我們解釋，可能是覺得就算講了也是白講，病人和家屬就算聽了，也還是聽不懂吧！

即使我的母親過世，也等不到任何醫護人員來跟我們做進一步的說明。彷彿「無緣無故」失去母親的我，心中除了滿滿的「內疚」與「自責」，還有更多的「恨意」。

所以在得知有機會念醫學系的時候，就算不是我本來的第一志願，我還是接受了中學校長的安排與建議，並在心裡頭盤算著：我一定要回來為母親報仇，讓負責的醫師和醫院付出代價。

真正成為醫師、進了醫院工作之後，我那種「想報仇」的想法，似乎越來越淡了。

尤其長期在 ICU 裡，接觸重症病人與家屬、看過這麼多生離死別，才知道醫療技術再進步，仍然充滿著不確定性，而且沒有醫療人員會抱著「害病人」、「整病人」的心態，絕大部分的醫療人員都是盡心盡力在治療病人，自己的病人突然離開，他們也會感到難過。很多時候，醫病之間的對立，是彼此溝通不良、資訊不對等，所造成的誤解。

至於，埋藏心中的那份遺憾，經過我在醫療工作上的實踐、寫書、演講分享，總算逐漸走出來了。很多人都說，時間會沖淡一切，我也以為是這樣，只是沒想到需要這麼長的時間，一轉眼，就三十多年過去。

就是這曾經身為家屬的身分，讓我深信每一位家屬心中，都有著遺憾、內疚、自責，很需要被幫助。所以，我奉行的信念就是「救病人，也要救家屬」，為的是不要再有人，發生跟我一樣的遺憾。

我做很多事，不只是在解救家屬，也在解救當年十七歲、帶著遺憾與恨意長大的自己。但我想不起來，自己是從什麼時候開始「轉念」了，直到看了韓國醫療劇《浪漫醫生金師傅》第三季的完結篇，我得到了一個很好的答案。

是《浪漫醫生金師傅》裡的金師傅讓我知道，雖然我沒有真的「殺回去」找負責醫治母親的醫師算帳，但我可能在不知不覺中報仇了。

「報仇就是要這樣，對自己體會過的切身之痛，報以善意，而非惡意。讓同樣的憾事不再發生，就是成熟的報復。」金師傅對著因為失去兒子、一心一意想要報仇、百般阻撓創傷中心預算的高議員說了這句話。

看到這裡，我的眼淚就不由自主的掉下來了，那是一種「終於有人懂我了！」的感覺，我很喜歡這個「成熟報復」的轉念。

《浪漫醫生金師傅》是我很喜歡的醫療劇，第三季裡有更多罕見的醫療情境、手術，都拍得很講究，而且因應外傷中心的成立，安排了許多「大量傷患」的場景和劇情，或許部分涉及醫療專業的內容，對一般觀眾來說有點艱深、難以了解，但絕對看得懂金師傅的角色定位。

金師傅總是努力在解救、療癒一個個心裡受傷的年輕醫師，療癒徒弟的同時，他也在療癒他自己，身為觀眾的我，也被療癒到了。不過，有一件事我始終還想不明白，為什麼很多戲劇中的誤會，總是要在門外和轉角偷聽，才能化解啊？

態度決定你的溫度

我埋藏在心中的那份遺憾，經過近三十年才逐漸被療癒。後來，我用親身歷經最深刻的體悟，盡可能避免醫病隔閡造成的誤解，並試著接住每一位受傷的家屬。

「你會 CPR 嗎？」

就事論事的殺傷力

之前看到媒體報導某藝人對於同為藝人的另一半離世，感到非常自責，總覺得是自己做的不夠多、不夠好，多年過去仍走不出來。面對至親的生病或離去，家屬經常會有的這種「內疚」與「自責」往往是伴隨一輩子的。

這種感覺，我經歷過。所以我現在很常做的一件事，就是設法解除家屬的內疚與自責。無奈我一個人的力量有限，能「救」到的家屬也有限，於是透過臉書、寫書、幫住院醫師上課時，我常會把這樣的信念藉機傳遞出去。

我相信，當下有人（無論是醫師、護理師或身邊的任何一個人）多說一句話，說不定就能拉家屬一把。不過，說什麼很重要，說錯的背後可能就是萬丈深淵。

前幾年，有好幾位臉書粉絲推薦我看《機智醫生生活》這齣韓國醫療劇，他們說劇中不少醫療現場的故事，都有談到同理心的重要，很值得看一看。我看過之後，真的覺得很不錯，很適合做為我替住院醫師上課的教材。

在《機智醫生生活》裡，有一幕讓我印象很深刻的情節，這也是「戲外」的醫療人員常會犯的無心之過。

劇中，一名因為車禍外傷 OHCA（到院前心跳停止）的小朋友，被緊急送到醫院的急診室，醫護人員也馬上就開始 CPR 了。在急救的過程中，孩子的媽媽在一旁焦急萬分。於是急診主治醫師先讓外科第三年住院醫師張冬天，去向孩子的媽媽說明病情與當下的急救狀況。

「你會 CPR 嗎？」張冬天劈頭就這樣問。

「那是什麼？」一頭霧水的媽媽，又把問題丟回來。

「CPR 就是心肺復甦術。要是（當時現場）有人替他做心肺復甦術，也許他還有一線生機。」張冬天用毫無情緒的聲音，回答媽媽的疑問。

這時，小兒外科主治醫師安政源剛好路過，聽到張冬天和家屬這樣說話，趕緊找個理由把張冬天叫到一旁，並詢問她「你有想過（這樣說話）可能會讓孩子的媽媽自責一輩子嗎？」

「我只是依傷患的病況，就事論事而已。」張冬天似乎完全沒有意識到，自己說的話具有多大的殺傷力。

她會這樣回應安政源，也是不讓人意外，在劇裡，張冬天最原始的人設就是個性木訥、不善溝通，也常因為說話太直接，忽略病人或家屬的敏感心境。後來，她一次又一次的調整，很認真在改善這樣的自己。

張冬天是「就事論事」，說的也是「事實」，她或許沒有惡意，甚至正為逝去的小生命感到「惋惜」，但她沒有想到的是，聽在孩子媽媽的耳裡，可不是這麼一回事。

發生車禍、讓孩子受傷，媽媽已經夠自責了，醫師還這樣跟她說，無形中增加媽媽的內疚，她一定很懊悔：為什麼自己不會 CPR ？為什麼自己沒有能力救孩子？

事實，真的就是那麼傷人，而且殺傷力不容小覷，這樣一句「不應該說」或「說錯」的話，不只傷到病人、家屬，也可能傷到醫療人員。

如果家屬無法面對心中的內疚自責，他的防衛機轉很可能會讓他反過來怪罪或挑剔醫療人員，認為是醫療過程有瑕疵或沒有盡力搶救，才會造成病人死亡。這不只抹殺了醫療人員的努力，更有可能會衍生醫療糾紛。

「你怎麼拖到現在才把他帶來看醫生？」
「你怎麼沒有勸他要戒菸（戒酒）呢？」
「你是怎麼餵食的，竟然會讓他嗆到？」
「你怎麼會去相信那些沒有用的療法呢？」
「當初，就不應該讓他開這個刀啊！」
「你不知道中風治療是有黃金時間的嗎？」
「你怎麼會叫他去先休息，而不是馬上帶來急診？」

大部分醫療人員都會避免讓自己說「錯話」，但像上述這些不應該說出口的話，往往是在無法同理病人或家屬的情況下，自然「冒出來」的。

我總是希望住院醫師自己覺察：換成自己聽到這樣一句話，心裡會有什麼感受。如果自己也不好受，是不是以後就不要再說了，畢竟，話一旦說出去，就很難收回來了。

聽殯葬業者說，他們最常遇到家屬說「來不及」，來不及盡孝與道謝、來不及說愛與化解彼此的心結、來不及好好說再見與多為家人做些什麼。

我們醫療人員則最常遇到家屬說「早知道」，早知道早一點把他帶來醫院、早知道叫他好好控制血壓血糖、早知道叫他不要出門、早知道叫他穿暖一點。其實，很多事他們都知道，我們不用再提醒、不用再次在傷口上撒鹽了。

態度決定你的溫度

來不及的，會成為遺憾，早知道的，會加深內疚和自責。如果沒有「人」幫忙化解，就會變成一輩子的糾結。如果一再用事實戳傷口，就永遠無法結痂，更別說要讓傷口癒合了。

「我就是要讓他內疚啊！」
住院醫師的正義感？

有一位腦動脈瘤破裂出血的病人，送到急診時，就已經呈昏迷狀態了。查房的時候，護理師仔細的報告著：「根據家屬的描述，發生事情的當下，病人正在和兒子講電話，而且非常激動……實際上，他們是在吵架。」

「待會兒會客的時候，你會怎麼做？」我問住院醫師。

「問兒子，他為什麼要和媽媽吵架？」

「你不要再提這一段了，避免加深兒子心裡的內疚和自責。」專科護理師知道我「隨堂考」的用意，趕快即刻救援，小聲的提示住院醫師。

看著眼前的住院醫師似乎想再說點什麼，可是話到嘴邊又停住了。於是我在查房後，找他坐下來好好聊聊，我也想知道是什麼事讓他欲言又止。我問他：「你覺得追問兒子為什麼要和媽媽吵架，對後續的治療有幫助嗎？」

「是沒有幫助，可是……。」

「可是，你想要告訴他：下次不能這樣和媽媽吵架？」

「對！」

「那要等他有『下一次』機會的時候再說，好嗎？」

「蛤？」

「等病人清醒、改善、拔管，可以轉到一般病房，或出院的時候，或確定她還可以『和孩子吵架』的時候，你再來提醒他，這樣才能達到『預防』的效果。你現在刻意提起這件事，不只對病人的病情絲毫沒有幫助，還會加深兒子的內疚和自責。」

「那就讓他內疚啊！」他義憤填膺，說得理直又氣壯。原來，住院醫師想替病人出一口氣、想讓兒子得到教訓。

「你覺得病人會希望你這麼做嗎？有媽媽會希望自己的兒子，一輩子活在內疚和自責中嗎？」被我這麼一問，住院醫師低著頭，不發一語。

「你想讓兒子覺悟『早知道』就不要和媽媽吵架？」

「是。」

「那你有沒有想過，你的正義感不只會加深兒子的內疚與自責，甚至會造成其他家人對他的不諒解？」

「沒想過。」

「你覺得兒子沒和媽媽吵架，動脈瘤就不會破裂嗎？」

「……。」

「還是你可以百分之百確定，病人的動脈瘤會破裂，和吵架這件事有直接的因果關係？」

「不能。」

談論的過程中，我設法讓住院醫師知道，無法確認因果關係、只有「時序上相近」的事，我們沒有必要一再去強調。更何況，強調這個對病人的治療、對醫病的關係，一點好處都沒有，反而會讓身邊的人傷心。也想讓他明白，教訓兒子不是我們的責任。我們應該要看到，兒子也是另一個需要被解救的人。

「腦動脈瘤就像是一顆『不定時炸彈』，我們平日不可能提早知道它的存在，更無法預測它何時會破裂，當然也沒有辦法預防。腦動脈瘤的破裂，就是這麼的突然，可以發生在運動、吃飯、看電視、上廁所，或什麼都沒做的時候，甚至是正在跟家人講話時，就突然發生了。」

我向病人的先生、子女說明，盡可能淡化發生的當下，病人正在做什麼事。

「還好啊，當時兒子的警覺性很強，在電話中聽出媽媽講話的聲音怪怪的，馬上就知道不對勁，打了一一九求救，才能立刻送醫急救。腦動脈瘤破裂時，如果身邊完全沒有人，可能就來不及搶救了。」我拍拍兒子的肩膀，也看看其他家人的反應。

「我們就不要再去回頭想什麼『早知道』的事了，一起往前看，才能一起幫助媽媽度過難關。」坐在電腦前的專科護理師，停下正在打字的手，給我一個肯定的眼神。

與其當個嘴上的正義魔人，不如多肯定別人的努力與付出，或提供實質上的幫助。因為在加護病房裡，事情發生就發生了，再多的「早知道」都是於事無補的。轉個念，才能看到每個事件的發生，也會有好的一面。

態度決定你的溫度

很多疾病的發生，沒有絕對的始作俑者、無法確認因果關係，與其費心在於事無補的檢討與究責，不如正向看待每一件已經發生的事。

「我想說沒那麼嚴重…」

動怒後的反省

加護病房住進一位病危的病人，一早我向太太說明病況時，就請她一定要轉達給病人在北部工作的兒子知道。最好請他們趕快來醫院看爸爸，因為最多也就這兩、三天了。我把「病情解說單」交給她，請她務必拍照傳給兒子，對病情或治療有不清楚的地方，我可以打電話跟他們說明。

果然，到了下午，病人的血壓就持續下降，需要使用高劑量的升壓劑，才勉強維持住。我撥了通電話給病人的太太告知情況，並再次提醒與詢問她：「你先生的病況很不好，你有聯絡兒子了嗎？」

「咦？我看他不是越來越好了嗎？我看見他會流眼淚，我摸他的手，手指頭還會動耶。」

對很多家屬來說，病人的這些動作確實會讓他們燃起一絲希望，甚至會解讀成病人是「清醒」的，但這些都只是沒有意識的「反射性動作」而已，更何況這個病人昏迷指數是最低的三分，腦幹的功能瀕臨消失。

「不是的，流眼淚、動手指都只是反射動作，人還是昏迷的。而且他的病況正在持續惡化，心跳隨時都會停止。所以，你有通知兒子了嗎？」

「我想說沒有那麼嚴重，就還沒有通知他們。」

「你告訴我他們的手機號碼，我親自向他們說明。」我心裡開始有點急了。心想，這樣下去真的不行。這位太太如果不是理解力有問題，就是正在處於無法接受現實、逃避面對的狀態，我必須想辦法讓其他家人也知道才行。

「他們工作很忙啦，上班又不能接電話。而且陌生電話的話，他們會以為是詐騙集團，一定不會接的。」

「那你把電話給女兒聽，我來跟她說。」我想說，早上也有同步向病人的女兒說明，也許她正跟媽媽在一起，一來可以跟她更新進度，二來向她要其他兄弟的電話。

「她現在電話中。」奇怪，她就是不讓我跟她女兒通話。

「阿姨，你一定要通知你兒子趕快過來，否則，來不及看爸爸最後一面，他們將來可能會怨你一輩子的。」我說話的音量不自覺的提高了。

最後，她還是拒絕提供給我兒子、女兒的手機號碼，但答應會聯絡兒子南下來看爸爸。聽值班醫師說，晚上的會客時間，她有帶兒子來看病人了。

其實，在掛掉電話之後，我就意識到自己的情緒起伏太大了，甚至還沒去了解太太的想法或考量，就覺得她搞不清楚狀況，激動到提高自己說話的聲量。我開始反省自己：為什麼會講到動怒呢？

第一個是恐懼，我害怕她兒子會因為不了解病情、無法接受爸爸的離開，而責怪醫療人員，甚至導致醫療糾紛。第二個應該是不希望她的兒子，發生跟我當年一樣的遺憾。

很多時候，我的出現或提醒就像這樣，並不會改變病人的結果，但多少能緩解一下家屬心中的傷痛。所以即使是休假、甚至有安排其他行程，我幾乎每個周末，還是會一早就出現在醫院，巡一巡、看一看、交代一下注意事項，我會放假放得比較安心，值班的醫師、護理師也會比較安心、踏實。

一般來說，周六下午、晚上才住進來加護病房的新病人，通常要到周一才能見到我。不過，我偶爾會選擇周日再來醫院一趟，為的是和家屬見面說明。

尤其是病況很差或急速惡化的病人，因為這些家屬一定是非常擔心、焦慮、有許許多多的疑問等待被解答，有時候，病人可能也等不到周一了。

有次，一位腦動脈瘤出血的中年男性，到院前已經心跳停止，即使 CPR 急救快三十分鐘，仍瞳孔放大、沒有腦幹反射，醫療端確實「無法再多做些什麼」，而家屬也決定不再急救，看似病情發展有所掌握、治療方向很明確，我還是決定提前向家屬說明，因為我知道這位病人的情況，很可能撐不到我周一上班就離開了。

加上這位病人的老家是在中部，他是為了養家活口、獨自一人來到南部打拚，而且是在工作時突然發生的。雖然太太與三位子女在收到消息的第一時間就南下趕到醫院了，但心中的自責與內疚是可想而知的，沒有人來「解救」的話，就會越陷越深。

「你是阿金醫師？啊，你真的是阿金醫師！」病人的女兒看到我的時候，情緒有點激動。

「是的，我是阿金醫師。」

「太好了！媽，這是我一直在追蹤的阿金醫師。」聽她這樣說，我知道，她除了激動，也多了一份安心、多了一種支撐。她可能會很熟悉，接下來，我會說的話、我會做的事，只是不再是她在臉書上看過的故事了。

「陳醫師，今天能見到你，真的太好了！感謝你跟媽媽說的話，不然，媽媽和我們都很自責，以為我們沒有注意到什麼，爸爸才會變這樣。」我依慣例告訴家屬，這個疾病是無法預知的，當然無法預防，它的發生，就是那麼突然。

「有親戚朋友問我們，為什麼不轉院、為什麼不再救看看？我們有很多疑問，感謝你一一為我們解開，讓我更有勇氣做決定，要不然，我的壓力也很大。」我多少能猜想到病人子女與太太可能會面臨到的「各種」壓力，慶幸自己有在放假的周日，刻意騰出這半個小時，來跟他們說明，也來讓他們的心不再糾結。

「你們兄弟姐妹和媽媽的共識最重要，其他的親戚有什麼意見，你就把這張單子給他們看，說是陳醫師說的。若還有什麼指點，就請他們都過來，我再一一的跟他們說明。」

離開醫院前，我把我的兩本著作送給病人的大女兒，並特地在書名頁上寫上「善終，需要愛與勇氣。」及「保重，好好照顧媽媽！」兩句話。

幾天後，我把這個子女、太太因為「愛」與「勇氣」做出不再急救的決定，讓自己的父親、自己的先生可以安詳離世的故事分享到臉書，收到一位當時就在現場的急診護理師來留言。

「很慶幸她們能遇見陳醫師。病人還在急診時，前來探視的親戚也帶來各種建議與話語，我能感受到病人女兒壓力極大。好在有您，救了我們的家屬。」

看到這個留言，我非常的感動。幾個字、幾句話的背後，就像是在告訴我，我們正在做的事是對的，讓我更有力量，在人生的關鍵時刻，給人溫暖。

原來，我並不孤單。在醫院、在每個角落，有許許多多的醫護同仁，和我一起走在這條路上，像我一樣願意同理家屬、看見他們所承受的壓力，堅定自己「救家屬」的信念。

態度決定你的溫度

有些離別無法避免，但是遺憾可以！我的出現或許不能改變病人的結果，但願我的支持與提醒，讓家屬把握至親「登出」人生前的最後時刻。

「來住女婿家，跌倒撞到頭。」

有溫度的救治

「這是一位七十歲的老太太，因為頭部外傷，造成兩側大腦額葉鈍挫性創傷出血、兩側硬腦膜下出血。已插管，意識不清。神經外科醫師表示，暫時不需要進行手術，如果後續病情惡化再緊急手術。」

住院醫師正在向我報告。像這樣的頭部外傷病人，無論是車禍或跌倒，在我們加護病房都很常見。

「她的受傷機轉是？」我進一步詢問住院醫師。為了預期病情接下來的進展，我們還是有必要了解傷害是如何發生的（受傷機轉），因為撞擊力道會影響病情的發展，惡化的可能性也不一樣。當然，也需要知道有沒有撞擊到其他部位，以避免這些部位發生延遲性出血或其他可能。

「她是下樓梯時跌倒，跌落四、五個階梯，前額著地。」這個機轉相對單純，看起來沒有撞到其他部位，她的頸椎檢查也正常。

「在急診時，手腳力氣還有五分，後來是因為吐、意識變差，而插管。再追蹤的腦部電腦斷層掃描（CT）發現出血範圍有稍微擴大，但還不需要進行手術。」這樣程度的出血範圍擴大，確實也是預期中的事。

「第二次做的 CT 看起來小腦比較黑！這個要懷疑是小腦中風，放射科的報告有沒有提到？」我問。

「有耶！」

「那我們來幫病人安排做核磁共振（MRI）。」

遇到腦部外傷的病人，通常會先用電腦斷層掃描（CT）來檢查腦部有沒有出血、骨折或其他腦組織相關傷害，才能進一步確定要採用什麼治療。核磁共振（MRI）最主要是可以偵測出血管的病變，尤其是懷疑病人有腦中風（腦梗塞）時，像是小範圍的中風或腦幹中風，做 MRI 比做 CT 更容易檢查出來。

「不過，即使真的確認是中風，我們現在也不能使用抗凝血劑或抗血小板劑，也就是說，不論 MRI 結果如何，並不會改變現階段的治療。」

「是的，治療方向並不會改變，但是檢查結果如何卻非常重要。因為對家屬來說，差別很大！」

「為什麼？」住院醫師滿臉疑惑看著我。

「你明天約所有家屬都過來，就會知道為什麼了。」而我決定先賣個關子。

隔天，老太太的家屬一早就在加護病房外等著了。我和大家打過招呼後，就開始說明：「昨天我已經有跟爸爸說明我們的猜測，後來核磁共振的結果證實了。這些腦部的出血確實是外傷撞擊造成的，一般可能會認為就只是意外。但再仔細檢查發現，阿嬤應該是先發生小腦中風，導致平衡感變差，才會跌倒、撞到頭。」

「所以，不要再去想，是不是家裡的裝潢或擺設有問題，才會害媽媽跌倒受傷，還是後悔邀請媽媽來臺南住了。」這句話我是特別對著女兒說的，我看到她的眼眶泛著淚水。

「媽媽年紀大了，本身又有三高疾病，本來就是隨時有可能發生中風，只是剛好是住在你家的時候發生，一切都只是巧合。你應該要想：還好媽媽發生中風時剛好住在你家，才能馬上被發現、才可以即時送醫。如果是發生在鄉下，爸爸又剛好不在家，後果就不堪設想了。」我拍拍女兒的肩膀說。

「你不要再責怪自己了。你看，哥哥和弟弟也沒有人有責怪你的意思啊。」我用眼神一一向老太太的兒子確認，他們也都點點頭。此刻，女兒的眼淚就潰堤了。我想，她的心應該是從媽媽跌倒那一刻起就飽受煎熬。

「雖然媽媽現在有比較清醒了，但還沒度過三至四天的危險期，就算不用緊急做開顱手術，後續評估拔管也是另外一個關鍵，我們再一起努力吧！」

其實，第一時間我已經向老太太的先生說明過病況，整個治療方向沒有太大變化，病情發展也和預期差不多。我之所以特別邀請子女都過來、親自說明，並不是擔心病人先生轉達不周到，而是看到急診病歷上寫著：HTN（高血壓）、DM（高血糖）、Dyslipidemia（血脂異常）。過年來女婿家住，早上下樓時沒踩好，跌落四至五階，頭撞到地上。

「老師，我知道了！您堅持治療方向不會改變，也要先幫病人做核磁共振（MRI），還刻意安排這個解說，對家屬來說，真的超重要的。救病人，也要救家屬。」聽了住院醫師的回饋，我知道他不只理解我的做法，也應該多少認同我的信念了。

態度決定你的溫度

醫療可以不只是冷冰冰、嚴肅的議題，而是可以有愛、有關懷、有溫度的救治。治療病人靠的是進步的儀器與醫術，治癒家屬靠的則是同理之下的溫暖。

「這樣的決定很冷血嗎？」

救與不救的掙扎

金太座曾經跟我分享一件事。她說，她一位長輩朋友的年邁母親因肺炎而住進了加護病房，於是她朋友和弟弟依循母親過去的交代，沒讓母親插管。

結果，某次加護病房主治醫師查房時，竟當著他媽媽的面，對著他們姐弟說：「你們怎麼可以那麼殘忍？你們就要這樣放棄了嗎？」

於是，他們再次詢問媽媽的意願，並維持原來不插管的決定。太座的朋友明白自己和弟弟做的決定是對的，因為這是他們的媽媽希望子女幫她做的決定。最後，朋友媽媽是在她懷裡往生的。

可是，醫師說的那一句話，卻一直深深刻印在朋友的心上，每到午夜夢迴就會冒出來。

「直到現在，我還記得那個醫師說那句話的樣子。每次想起他說的那句話，就會讓我的心很痛、淚水止也止不住，忍不住就會鑽牛角尖去想：我是不是太殘忍了、我是不是不應該這樣就放棄。」她曾這樣告訴太座。

「甚至開始懷疑自己，當初是不是做錯了。如果不顧媽媽的反對、堅持讓她插管，現在是不是還能看得到媽媽呢？可是，我又很怕媽媽會受苦、拔不了管，然後就一直躺在床上。我知道，她一定不希望這樣沒有尊嚴的活著。」

從太座的轉述，我可以感覺得出來這位朋友有多難熬，那種糾結與自我懷疑會一直揮之不去。

肺炎症狀的發展可輕可重，可能是一個有機會治好的疾病，也可能會發生插管以後、拔不了管，必須長期依賴呼吸器的情況。家屬面對這種抉擇，的確是很困難。

醫師不能把自己單方面認為是「對」的治療，要求病人與家屬接受，更不應該說出「為什麼要放棄病人」這類會造成家屬一輩子內疚自責的話。

站在加護病房醫師的角度，我認為提供的建議要秉持「專業」卻不能失去「同理」，尤其是要依照病人的身體狀況，好好的和病人、家屬做討論，即使是自己認為要執行的治療，也要充分的向病人和家屬分析利弊，並尊重他們為自己和為至親做的決定。

然而，在家人因為重症進了急診室和加護病房之後，救與不救的拉扯，往往就在一線之間來來去去，大部分的家屬都很難在短時間內就做出決定。這個時候「限時治療嘗試（Time-Limited Trial）」或許可以成為另一個選項。

也就是，在謹慎評估病人各種情況、充分進行醫病溝通後，以大家（家屬、病人及醫護人員）都可以接受的底線為前提，進行治療。一方面避免全力搶救延長病人的痛苦，一方面減少不急救衍生家屬的心理困擾。

雖然大部分的人都知道也了解，生老病死是人生必經之路，卻很難做好面對的準備，尤其在至親生命走到尾聲、已經為家人做出選擇時，還是會懷疑「沒有選」的那個選項，會不會是比較好的。然後，陷入自責與內疚的無限輪迴中。

「阿金醫師您好，我父親在今天因車禍造成頭部重創住進加護病房，雖然心跳一度停止，但急救後靠著呼吸器和升壓劑維持著。收到病危通知後，我在父親心跳尚未停止時，就決定停止給予升壓劑。這樣做，很不孝嗎？

看著父親辛苦了一輩子，我和哥哥都不希望他在人生的最後一段路再受苦了。即使醫院表示，升壓劑用完後可以持續補充至爸爸心跳停止，但我們還是選擇放棄急救了。

很抱歉，我問的問題可能不是很理想，更何況我的父親不是由您診治的，當然也不是想請您幫我決定。我只是很想知道，才短短一天我們就做了這樣的決定，是不是很無情、很冷血？」

有天，我一起床就看到這則臉書私訊，還沒來得及盥洗，我就決定要馬上回應了。

因為這則私訊是半夜十二點多收到的，我卻直到早上六點才看到，如果時間可以倒轉，我多麼希望那個時間點我還沒睡，這樣就可以及時回覆她，這樣她就不必煎熬一整個晚上了。

以往收到這種私訊，我通常會建議家屬和原醫療團隊討論，不太會給建議的。但從字裡行間，我看得出來已經勇敢幫病人做出決定的子女，正因為自責和自我懷疑而難以釋懷，尤其是最後那一句「才短短一天我們就做了這樣的決定，是不是很無情、很冷血？」

我是這樣告訴她的。

如果使用升壓劑只是延長病人的痛苦，停掉是很正確的選擇。做出像這樣讓至親「善終」的決定，需要建立在「愛」與「勇氣」上。

子女足夠「愛」父親，以致不忍心想要多看他一天，而讓他多辛苦一天。情願自己忍痛與承受，讓父親不再使用升壓劑，減少他的痛苦，即使因此會少看他一天。至於「勇氣」則讓你們能做出最符合爸爸意願的決定，就算面對其他不相干人等的指指點點，仍然表現得如此堅定。

你知道嗎？如果我自己的爸爸面臨跟你們父親一樣的情況，我也會選擇幫他停掉升壓劑的，即使過程很煎熬。你們能夠明快的做出決定，減少爸爸的受苦，他一定會感謝你們。

「阿金醫師，感謝您的這番話，讓我不再那麼自責，您的文字總是讓人感受到既堅定又溫柔的力量。我的父親在稍早生命跡象中止了。我和哥哥都替父親感到開心，他不用再受苦了。」

兩小時之後，我收到了她的回覆，慶幸她可以正向看待自己的決定與面對至親的離開。我在徵求粉絲的同意之後，把我們這段對話公開，或許對於此時此刻正與她歷經一樣困境的家屬，能夠多少幫上一點忙。

醫療充滿了未知數，未來的事，誰也說不定，自然沒有誰會知道哪一個項目，才是正確的選擇。

身為加護病房醫師的我，時時刻刻都提醒著自己，一句話可以撫慰病人、家屬的心靈，一句話也會造成病人、家屬的悲痛與內疚，把人困在過去，永遠無法擺脫。

態度決定你的溫度

生命終點要怎麼走，是很多家屬難以為至親做出的選擇。醫療人員要充分的分析利弊，並尊重病人與家屬的決定。別讓自己無心的一句話，成為家屬逃不出的黑洞。

「能多給他們幾天時間嗎？」

無助的異鄉人

每天早上到醫院，例行工作就是查房，逐床確認病人有沒有新的狀況，同步跟前一晚值班的醫護進行交接。

查房前，我眼睛餘光就看到有一位膚色黝黑、身材瘦小的中年男性坐在加護病房外了。他的穿著我很熟悉，在東南亞很多中年男性都是這麼穿的。

「外面是〇床的哥哥？」我大概有猜到他是誰的家人。

「是的，他昨晚剛到，今天一早就過來醫院了。」

「好，那我們這邊要加快速度了，待會兒要多花一些時間和他說明，好好談一談。」

查完房之後，我請◯床的哥哥和隨行的三位女性一起進到加護病房。這三位隨行的女性都不是他的家人，一位是上次已經有見過面的越南同鄉，另外兩位則是同鄉會的理事長和總幹事。他會馬來文或印尼文的話，我還可以直接跟他溝通，但他只聽得懂越南文，我只好請同鄉會的總幹事幫忙翻譯了。

打過招呼、簡單自我介紹後，我在電腦螢幕上調出◯床的腦部斷層掃描影像，一邊在 A4 紙上寫上中文、一邊請總幹事幫我寫上相對應的越南文。

過程中，我盡可能放慢速度，用很淺顯的語言來說明。確定哥哥都有聽懂以後，我才會再往下說明。我一共寫了三張 A4 紙，說了半小時，總算告一個段落。

「這三張紙都留給他。請他拍照傳給在越南的其他家人，他們可以一起討論接下來要面對的問題。」

後來，他提出的幾個問題，我大概都心裡有數，就如同我們一開始預期的一樣：貧困人家都是很認命的，現實環境讓他們不得不向命運低頭。

「他們沒有能力把病人帶回去越南繼續治療，也不想再進行手術、不想要氣切，就讓他順其自然就好。但是有辦法多給他幾天，讓他多點時間陪陪他的弟弟嗎？他們兄弟兩人已經十幾年沒有見面了！」同鄉會的總幹事轉達了他與他的家人共同討論的結果與期待。

「當然沒有問題！我請同事拿一張椅子來，就讓他坐在病床旁，陪弟弟說說話。請放心，我們會多通融，給他多一點會客的時間。」

另外，我也請同鄉會總幹事要他不用煩惱醫療費用的事。只是要麻煩同鄉會的幹部這幾天再跑一趟醫院，和社工師討論可以如何幫忙他。

在臺灣，沒有人會因為沒錢，失去緊急救命的機會。像是「聯絡不到病人家屬，沒有人簽手術同意書！」「病人沒有健保卡！」「萬一到時候沒有人繳醫療費用怎麼辦？」在生死關頭，這些問題都不會是問題，即使病人是一位外籍移工。醫師不需要擔心呆帳被懲罰，只需要負責救命，費用的事，有社工師幫忙想辦法。

聽總幹事說，他這次來臺灣的機票，是越南當地鄉親幫忙籌措的，來到臺灣也是借住在同鄉的處所。這讓我想起三十多年前、來臺灣念書的時候，一個人獨自在異鄉，無依無靠，什麼都只能靠同鄉的支援，受到同鄉「同學會」很多的照顧。

剛到臺灣時，人生地不熟，同學會學長就騎著機車，載我去買寢具和生活用品。每到過年、端午、中秋，學長姐就會辦活動、做些應景食物，解我們的鄉愁。

平日下課後，學長就帶著我到大樓去當清潔工，掃地、洗廁所、倒垃圾，補貼一下生活費。寒暑假的話，就跟著學長去工地搬磚塊，賺下個學期的學雜費。雖然每天除了忙課業，還要為錢煩惱，慶幸有同鄉會學長姐的幫忙，讓我辛苦之餘，倍感溫暖。

那時，是我第一次來臺灣，而這次是他第一次來臺灣。我是來讀醫學院，而他是必須在簽證有效期間、短短十四天內，替弟弟處理這麼重大的事情。每個家庭都有每個家庭的為難，這是一個很困難的決定。

我們能做的，就只有讓跨海來臺灣打拚的異鄉人，在生命即將畫下句點之際，能在至親的陪伴下安詳的離世，讓他們感受到多一點溫暖，感受到善意的循環。

他在聽完總幹事的轉述後，便雙手合十，不斷的對著在場的每個人，鞠躬說著「Thank You」。

態度決定你的溫度

他的穿著我很熟悉，他的無助我能體會。我也曾經是獨自漂流來臺灣的異鄉人，我也接受過不分國界的幫助，所以期待自己能傳承善意的循環，讓他在這個陌生國度，感受溫暖。

「她能撐到母親節嗎？」

最後一個「有母親的節」

那床的病人已經呈現彌留狀態了。他的先生問我，或說是請求「陳醫師，能不能讓她撐到母親節？」他希望幾個孩子能和媽媽過最後一個母親節。距離母親節還有半個月多，以病人目前的血壓來看，這個任務非常的艱難。

但我和醫療團隊都知道，這一個請求對這位母親、對這位父親、對這個家庭而言，極為重要。我們都不希望，孩子留下一輩子的遺憾。更不希望先生的內疚和自責伴隨他一輩子。因為他總是覺得自己做得不夠多、也不夠好。

其實，這些日子他為太太所做的一切，大家都看在眼裡。自從他的太太生病、住進加護病房後，他給予的照顧是多麼的無微不至，醫護團隊和社工師也不斷肯定他的付出與努力。我的責任是，不能讓家屬帶著內疚與自責過一輩子。在和社工師討論後，我們提議「提前」幫病人過母親節，家人也接受了。

隔天，這位先生買來了一個大蛋糕，幾個子女幫躺在病床上的媽媽，戴上她最喜愛的帽子、圍上她心愛的圍巾。我們和社工師一起引導孩子向媽媽道謝、道愛、道歉、也道別，請孩子跟媽媽說說話，讓媽媽知道自己會乖乖的、會好好照顧爸爸，爸爸也告訴太太，自己會好好的照顧孩子。

我在淚水奪眶而出之前，交由社工師接手，自己則默默的回到值班室。我對自己母親的思念，忍不到母親節，提早發作了。

我回憶起三十多年前，在校長室的那個場景、得知媽媽過世消息的那一刻。那是高二模擬考的最後一天，我才想著終於考完了，可以去醫院看媽媽的時候。

印象中，我當下並沒有哭，或許是嚇壞了，或許是拒絕接受這個事實。

回到教室之後，我跟老師請了假，還跟坐在我後面的同學阿里（Ali）借了十塊錢，打算坐計程車去醫院。以往我都是坐公車去的，但公車有時候一等就將近一個小時，我怕去晚了，所以我臨時決定搭計程車。還記得，從學校走到大馬路大概五分鐘的路程，平常總覺得一下子就走到了，那天走起來特別的遙遠。

還好很快就攔到計程車了，那是我這輩子第一次坐計程車。一路上，車子走走停停。司機說，因為馬來西亞國慶日彩排的關係，很多路都封了、到處都在塞車，想快也快不了。

時間一分一秒的過去，車資表也持續往上累計，眼看就快跳到十元了，我怕身上的錢不夠付，更怕時間來不及，乾脆下車用跑的。

從離開學校開始，我就一直在想像著：等等我到醫院後，他們會不會發現搞錯人了、通知錯人了，搞不好我媽媽根本沒有怎樣。我的媽媽應該還活著，她只是睡得比較沉，我叫她的話，她就會醒了，因為她一定不會不理我的。

終於到了醫院，沿著再熟悉不過的路線，走到媽媽住的病房，那是一間可以住上幾十個病人的大通鋪，床跟床之間沒有隔間，拉簾也沒有拉上，我就站在病房門口，遠遠的往裡頭看，好像沒有看到媽媽躺在床上。

「我媽呢？」
「她走了。」
「她去哪裡？」
「太平間。」

我的想像終究只能是想像，媽媽真的不會醒了，不會再理我了。護理師很簡單的告訴我太平間怎麼去，似乎沒有閒暇再多說一句，也沒有想要安慰我這位無助的小男生。

我失落的走下樓，沿路繼續問人，找到了位在一樓的太平間。結果，我不能進去，只能在門口等待。

那個年代沒有手機，我家也沒有電話，我根本沒有辦法聯絡上爸爸，完全不知道他什麼時候會到。我猜，他大概是在等堂叔下班，開車載他過來吧。

然後，我就坐在太平間門口。每次門一打開，就一股冷風吹出來，我就會探頭往裡面看一看：我沒看到媽媽，她真的有在裡面嗎？

不知看了多少人進進出出，領走一具又一具的大體，因為臉上身上都蓋著布，我不知道躺著的是男是女、是老是少。但我看得到一旁的人，有男有女、有老有少，都哭哭啼啼，有的放聲大哭、有的低聲啜泣。

就這樣，坐了幾個小時，看了幾個小時，而我腦子停不下來，一直想，一直想。

「我昨天放學後，應該要先來看一下媽媽，明明要考的科目又不難，而且我都準備好了，我為什麼沒有來呢？」我越想越氣，氣自己多複習那幾個小時，就是多拿幾分而已，我竟然可以為了多考那幾分，錯過見媽媽的最後機會。

我的憤怒幾乎超越了悲傷，無法面對的內疚與自責，讓我不自覺責怪起其他人事物，怪醫院、怪醫師、怪護理師、怪家裡沒錢、怪東怪西，久久無法釋懷。

直到讀了醫學院、成為加護病房的醫師，才知道疾病的快速變化、才知道生命的無常難料，憤怒才逐漸消逝，但遺憾總是有的。因為知道那種心痛的感覺，所以才會不斷的努力，希望不再有人遭遇和我一樣的遺憾。

「家屬說希望能和您一起分享。」護理師推門進來，打斷了我的思緒，她遞上了一塊蛋糕，是那位先生幫太太準備的。我看著手裡的蛋糕，怎麼看起來這麼模糊，明明是巧克力口味，怎麼嘗起來卻有一點鹹味。啊，原來是流下的淚水。

態度決定你的溫度

面對疾病的快速變化、生命的無常難料，醫師可以做的，實在很有限。面對家屬難以釋懷的內疚與自責，只要多做一點點、多給一句肯定，他就能多點「放下」的勇氣。

特別收錄3

住院「十四不」有聽要做到

1/ 不要到處「串門子」交朋友。

別忘了，你會來住院，是要養病，是要恢復健康，又不是要來選里長的。而且應該不會有人希望自己住院之後，又被贈送一個傳染病什麼的。

2/ 不要呼朋引伴來開同學會。

大聲交談會打擾到其他非常需要靜養和休息的病人，萬一干擾到隔壁床、其他床病人的作息，引發他的譫妄，就換你不用睡了。

3/ 不要「不假外出」。

外出前，先要經過醫師許可，還要再向護理人員請假。收假回病房時，也要向護理站報告。住院不是住飯店，想出

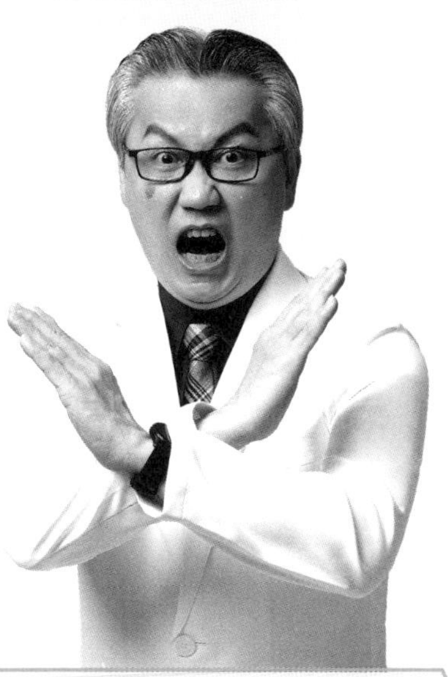

去就出去。畢竟有些情況可能存在風險，例如，高或低血鉀、低血糖、心律不整、心肌缺氧等，可能也會錯過藥物治療、檢查排程、醫師會診的時間。

4/ 不要對護理師大呼小叫。

每一位護理師都是用專業在照顧你的疾病，不是你請來的傭人。病床頭的「紅鈴（緊急鈴、護理呼叫鈴）」不要亂按，那是真正有需要的時候在用的，不是餐廳的服務鈴。

5/ 不要「當狗仔」、打聽別人是生了什麼病。

因為「為什麼要住院」實屬個人隱私，不見得想讓人知道，也有權利不讓人知道。更不需要去評論、去討論「誰比較慘」，因為每個人都有屬於每個人的悲慘。

6/ 不要玩「火」自焚。

舉凡是抽菸、燒符、點香、點蚊香、點香氛蠟燭或精油，都不可以。簡單來說，就是不能有火。尤其是在充滿著高濃度氧氣的病床邊，很容易就會讓你變成燒燙傷病人。

7/ 不要使用未經許可的電器。

尤其是高耗能的電器，例如，電湯匙、電鍋、電磁爐、電暖器、電熱毯等。特別提醒，這裡指的「許可」是醫院的許可，不是你媽你爸（或配偶、子女）的許可。

8/ 不要攜帶貴重物品。

鑽石、金飾、大量現金，都先不要。你不會這麼剛好有機會用到，或如此巧合遇到可以送的人，除非你想送的是小偷。

9/ 不要帶太多衣服。

你只有在出院的時候，才有機會穿到自己帶的衣服，因為大部分的時候，你穿的是醫院為你準備、方便穿脫、方便醫護人員照顧的病人服。

10/ 不要塗指甲油。

包括指甲彩繪、水晶指甲、凝膠指甲（光療）都是。因為發紺（缺氧的一種跡象）的話，很難在第一時間從指甲顏色觀察出來，很容易錯失搶救時機。

11/ 不要動不動牽紅線、當月老。

別想著把自己的孩子、孫子介紹給醫師或護理師，他們沒有時間、也沒有心情聊這個。而且他們的實際年齡，通常都比你以為的還要大。

12/ 不要比較誰的醫師比較帥。

因為就算長得帥，刀劃下去的時候，你還是會感覺到痛。要是不小心被比較不帥的那一位醫師聽到了，可能會更痛。（他會心痛。）

13/ 不要以為把簾子拉上，就與世隔絕。

為了掌握每一位病人的病況，即使是午夜時分，還是會有白衣天使拉開簾子巡視喔。所以不要以為病床的簾子拉上了，就可以在床上為所欲為。

14/ 不要一住院就改名字。

當護理師叫你，你卻沒反應的時候，他會不確定：你是昏迷了，還是不記得自己的（新）名字。在你以為改個名字，就可以逃過閻羅王的手掌心時，身分辨識錯誤，可能會讓你遇上另一個新劫。

4

刻在我心裡的名字

那些為我的人生
持續加溫的每個你

「他終於開口了！」是誰的眼神鎖定我

「希望以後能幫助更多人。」十七歲的她們

「最近上班都很無力。」病人教我的同理心

「我被轉學三次。」一輩子的貴人師長

「你沒有媽媽！」不，我有五位媽媽

「人情世故一定要啦！」逐漸明白的父愛

「我可以陪他去醫院！」臺灣最美的風景

「他終於開口了！」
是誰的眼神鎖定我

「爸爸是腦血管阻塞造成的缺血性腦中風，還好發現得早，經過血栓溶解藥物的治療，語言表達和手腳力氣都進步了不少，不過，往後還是要持續的復健，這些功能才能慢慢恢復喔。」

我拿著我在說明病情時的標配「病情解說單」，向外地趕過來的病人子女說明病況。只是眼前的這位兒子，有一種讓人不寒而慄的感覺，他不發一語、幾乎沒有情緒反應，就是眼神一直注視著我。

「這次阻塞的血管，是大腦裡最大條的，掌管整個左大腦約三分之二的範圍，影響層面很廣，除了導致右手右腳無法活動，也攸關語言能力，不只無法表達，也聽不懂別人說的。

以目前恢復的情況來看，算是很不錯了。」

我見他還是沒反應，補充說明時的用字，更加小心翼翼。為了確保自己不會講得太快，我一邊說，一邊環視其他家屬的反應，大部分都會點頭示意，偶爾也會發問或討論。

就只有這位兒子，依舊表情嚴肅的「盯著」我看，連微微的點頭都沒有。我真的覺得自己就是被盯著看，搞不好下一秒就會被看透。

我們在跟家屬說明時，除了要報告病情、病程發展，也會同步告知治療方式、用藥及預後情況。對一般民眾而言，這些確實比較不熟悉，所以最怕遇到像這樣都不說話，也沒反應的。因為這樣就無從得知，他們到底是理解了沒，還是心中有疑惑，甚至有哪裡是不滿意的。

「目前最重要的是積極控制血壓、血糖和血脂肪，也會先用阿斯匹靈（Aspirin）預防再度中風。但是我們發現爸爸有持續性心律不整，這種心律不整又稱為心房顫動，會增加中風發生的機率，往後神經科醫師會改使用抗凝血劑，來預防心臟內血栓的形成。」我繼續補充說明，一直期待著他開口說些什麼，哪怕只是點點頭也好。

可惜事與願違，他還是沒有反應，而且仍然用那個讓人不寒而慄的眼神，注視著我。

看得我實在有點不安，加上想起前不久聽的 Podcast 節目，裡面提到美國 FBI（聯邦調查局）在盤問嫌犯的時候，會特別關注他的身體語言，來推測他有沒有說謊，包括搔頭、聳肩、摸鼻子、抿嘴等，我快速回顧一下剛剛的自己，應該都沒有出現這些動作吧？

後來，我注意到他好像有戴智慧型手錶，於是想要再多說一些，看有沒有機會跟他對到頻率、連上線，緩和一下這「緊張」的氣氛。或許只有我自己一個人在緊張，其他人說不定根本沒感受到。

「雖然心房顫動常發生在老年人身上，但是年輕人也可能會有喔！只是有些人的心律不整，偶爾才會出現，不是持續的，因此要診斷比較不容易。」

「這時，智慧型手錶就派上用場啦，像是 iWatch 就有記錄心律不整的功能，當初推出的用意，就是為了要偵測這種心房顫動。」我還是抓不到他。看著眼前不為所動的兒子，我決定放棄了。

「總結來說，爸爸這次的中風，因為發現得早、治療得早，語言功能和肢體功能的恢復狀況還算不錯。今天就可以轉到普通病房了，請記得要多鼓勵、協助爸爸持續做復健，才能減少後遺症的影響。」

「他現在講話還有一點不清楚。」站在我身邊的阿嬤，小聲的回應，語氣裡難掩擔心。就在此刻，這位不說話的兒子，收起了他銳利的眼神。

「醫師有說這樣已經算是很好了啦！」他拍拍阿嬤的肩膀說。他說話了，他終於開口說話了。

「如果沒有什麼問題，你們可以再去看看阿公。」而我如釋重負，潛意識裡的警報總算解除了。

「主任，我好像很少看到你想剛剛那樣解釋這麼久，還能這麼心平氣和的，而且一點都沒有提高音調耶！」事後，專科護理師調侃我說。

「我也會焦慮啊！」在加護病房工作數十年，遇過各種職業、個性的家屬，唯獨這位仁兄能讓我感到如此焦慮。

雖然不敢說什麼家屬都看過，但即使是醫界前輩、政府高官、大企業老闆、道上兄弟，我都不曾有過這樣的感覺。面對眼前這位在調查局上班的兒子，我竟然會有一種莫名的焦慮。這位仁兄，下班以後可以先把你的「專業表情」收起來嗎？還好，他最後沒有生出一份筆錄「請在這裡簽名！」

大部分的醫師在向病人或家屬解說的時候，會隨時觀察他們的反應，以確保他們都有聽懂、有「跟上進度」。畢竟，每個人的教育程度、成長背景、生活環境不同，醫護人員以為是很基本的醫療常識，家屬不知道就是不知道。

留意他們的反應，才能不斷去調整我們的用字遣詞、語速、甚至語言，有時，還要搭配畫圖或更生活化的比喻來補充，想辦法讓家屬了解艱深難懂的醫療觀念。遇到像這樣沒有回應與反應的家屬，我們難免感到擔心，他們是聽不懂，還是無法接受，甚至是在質疑（或有所不滿）。

其實，我內心更大的疑慮，是家屬用沉默來表達對治療結果的不滿意。之所以，維持平靜的情緒，不斷的反覆說明，是因為在這樣的節骨眼上，只要表現稍微不耐煩，可能就會惡化醫病彼此的互信。

所以，我在此呼籲與拜託，之後有機會聽醫師做病情說明，沒有聽懂，一定要發問，有聽懂，也務必有回應喔！

態度決定你的溫度

解釋病情時，我最怕那種不說話、沒反應的家屬，因為這樣就無從得知，他們到底理解多少、需要再補充什麼，甚至會讓醫師啟動防衛雷達。

「希望以後能幫助更多人。」

十七歲的她們

我在加護病房裡，向病人的子女說明病情。眼前這位女生看起來很年輕，大概才二十出頭，不過，她對自己爸爸的病情似乎都很清楚。

說明病情時，我習慣在每個段落都稍微暫停一下，以確定家屬是不是都有聽懂，每每看向她時，她都會點頭表示了解。擔心歸擔心，她的臉上始終帶著禮貌性的微笑，讓人印象深刻。

「這張病情說明單就讓你帶回去，方便你回家跟長輩或其他家人說明，如果他們有什麼不了解的地方，可以直接過來醫院，我可以再跟他們講解。」

我特別注意到護理記錄上寫著「病人的配偶已往生」所以我就沒有提出「媽媽怎麼沒有來」之類的問題。

接下來，往後幾天的說明，她都能問出關鍵性的問題，對病情的掌握也足夠。但是，就是沒有看到其他長輩或家人一起過來。

有一次，我看到她穿著高中制服來會客，才驚覺她只有十七、八歲，卻表現出超乎這個年紀的成熟。

「我可以冒昧請問，媽媽是因為什麼事離世的嗎？」

「車禍，我國小的時候。」我沒有再問下去了。這個答案或許也說明了一切，她的成熟、她的懂事與她的獨立，大概是在不得已中逐漸被塑造的。

「咦，你這麼早就下課了嗎？」某天，在早上十點半，看她穿著校服出現在加護病房，讓我有點好奇。

「我今天跟老師請假。」

「喔，你以後可以放學後再過來，不用請假。我會跟護理師姐姐交代，特別通融你進來看爸爸。」

「可是我想要聽醫師的說明。」

「沒問題的，你放學過來的時候，如果我下班了，你可以請護理師打電話給我，我會在電話上跟你說明的。」

看到她，我也想到我自己。我在她這個年紀，對自己母親的病情，根本一無所知，我沒辦法在會客時間去探病，也見不到母親的醫師、不知道醫師的名字。我請母親問醫師的問題，醫師通常也沒有回應。或許醫師會覺得，就算他說了，我們也不懂。

我更不可能在會客時間以外的時間，去看我母親，我甚至沒辦法在她離世的那一刻，見到她最後一面，這是我一輩子的遺憾。我不希望這些遺憾，發生在我病人的家屬身上，特別是和當年十七歲的我，年紀相當的家屬。

在我的記憶中，還有一個高二的女孩也讓我很有印象。那時是農曆七月，她每次一進到加護病房探望阿公，就會握著阿公的手一直哭、一直哭。

很意外的是，她的父母親大部分時候也只是抱抱她，從來不會制止她、要她刻意壓抑情緒，甚至贊成我和護理師的建議，讓她和阿公獨處，讓她和阿公說說話。

看得出來，這個家庭成員之間的互動很好，爸媽的家庭教育也很棒。光是從讓孩子在這個時候參與、學習生命教育，讓孩子有機會表達悲傷、表達對至親的愛與不捨，就可以知道。

在醫院工作，遇過很多長輩或許是有所忌諱，或許是認為孩子小、不懂事，因而不希望孩子到醫院來，尤其是住滿重症病人的加護病房，尤其是在農曆七月。

在我送給她《ICU 重症醫療現場》這本書沒多久，有一天，她探視完阿公後，羞澀的遞給我一張字條，上頭用娟秀的字跡寫著「意外發生總是突然，謝謝您這段時間照顧阿公，您的用心、耐心、愛心，大家都感受到了，也給了我許多空間與時間陪伴阿公，希望以後自己也能像書中寫的一樣，保持熱血，像您一樣幫助更多人。」徵求她的同意後，我把紙條分享在臉書，也獲得熱烈迴響。

那時的她，和當年那個十七歲、失去母親的我一樣，領悟了不少人生的無常，慶幸的是，她也體會到醫療團隊的用心、耐心、愛心。她在阿公人生最後的時刻，有機會陪伴、進行四道——道謝、道愛、道歉、道別，我想，這將是她人生中非常重要的一課。後來的她也念護理系了，正朝著她的「希望」前進著。

態度決定你的溫度

在重症醫療現場「拯救家屬」的信念來源，是母親驟逝的遺憾。我不希望我的病人家屬，跟我一樣經歷這些遺憾，特別是和當年十七歲的我，年紀相當的家屬。

「最近上班都很無力。」

病人教我的同理心

「怎麼了，是不是有什麼心事啊？」一進到診間之後，我就發現跟診的護理師心情似乎不太好。趁空檔的時候，我跟她聊一聊，看看有沒有什麼可以幫上忙。

「唉，最近上班都覺得很無力。」原來這位護理師前陣子在婦產科跟診時，有一位孕婦跟一對來看不孕症的夫妻吵起架來，她就上前去了解狀況，希望能協助排解紛爭。

「他們是因為什麼事吵架啊？」我很好奇。

「就是孕婦覺得那位先生有咳嗽症狀、口罩又沒戴好啊，就出聲請那位太太要管管先生。結果先生不但沒有不好意思，還直接回應說『我又沒有對著你咳！』」

「原來如此。不過，像這樣的爭執是很常見的事，你們總是可以處理得很好啊，怎麼會覺得很無力呢？」

「那對夫妻看完診後，醫師有幫他們安排檢查。但到了診間外，我向他們進一步說明時，他們卻跟我說不想要做檢查了。我就去向醫師報告啊，哪裡知道醫師請他們進入診間了解，他們又說自己沒有說不要檢查。」

「所以，你覺得被捉弄了，覺得很委屈？」

「當然啊，我明明再三跟他們確認，他們態度堅決的說不想做檢查了。可是一進診間、一看見醫師，他們又出爾反爾。我很擔心醫師覺得是我在亂講話啊。」

「那婦產科醫師有念你嗎？」

「是沒有啦。」

「醫師大概也了解，是病人自己的猶豫不決，才會一下子不要、一下子又要。既然他不會覺得是你的問題，你又何必如此的懊惱呢？」

「我是有點生氣。一來，不懂他們為什麼要吵架，然後，為什麼要反反覆覆，搞得我裡外不是人。」護理師既氣憤又懊惱的說。我趕緊請她深呼吸、不要激動，也試著想一想他們的心情。

「雖然我不在現場，但我多少可以想像，來看不孕症的夫妻，一定是經歷過很多的挫折和失落，對於懷孕這件事，更是既期待又怕受傷害，甚至會開始懷疑『為什麼要懷孕？』或反過來，有點氣憤的想『懷孕有什麼了不起？』這是一種防衛的想法。」我接著說。

「對對對！那位先生真的就是跟孕婦說『懷孕了就了不起喔！』」沒等我說完，護理師就打斷我的話。

「是啊，他說不定也是心不甘、情不願，在半推半就的情況下來看診，再加上候診時間久，又發生爭吵事件，一氣之下，就想乾脆放棄檢查，不要再繼續了。後來，情緒稍微平復了，加上太太、醫師的勸說，他就又改變主意了。」我說到這，護理師點頭如搗蒜。她在不孕症門診跟診時，應該也看了不少類似的情況吧。

「至於，這位孕婦肯定也是很不安、很擔心，她為了盡力保護肚子中的寶寶，不想胎兒受到任何傷害，自然就會對周遭的人和環境有諸多的要求，希望大家都能跟她一樣，用高標準來保護她的寶寶。」

「也是。」

「這個時候，特別需要先生的體貼與陪伴，如果先生沒有陪同前來，這種不安全的感覺就會更強烈。剛好又聽到有人在旁邊咳嗽，自然忍不住就出聲制止了。」

「哇塞，阿金醫師你是算命的喔？你明明不在現場，怎麼什麼都知道？孕婦的先生那天真的不在現場耶。」本來愁眉不展的護理師，終於稍微露出笑臉了。

「那你再想一想喔，你為了這件事情就生氣、難過、充滿負能量，最後遭殃的會是誰呢？」

「我的家人！我待會兒回到家，要跟我老公道歉。」

如果醫護人員認為自己只是在「上班」的話，碰到類似這樣的事，難免會很難過、很委屈，會覺得自己不過是「吃人頭路（臺語）」，為什麼要受一肚子的氣。

更可能因為情緒無法排解，稍微一個不留意，就會用這件事情來「懲罰」自己和心愛的家人，不知不覺中，不斷的把這些「心靈垃圾」傳遞出去。

如果可以轉個念，把自己視為正在用專業幫助這些「生病的人」解決問題，包括身體上的病和心裡面的病，感受會不會好一點呢？

答案是肯定的。這樣一來，這些「心靈垃圾」就會在我們踏出醫院的那一刻，被留下來，我們才能帶著美好的心情，去迎接等著我們回家的人。

態度決定你的溫度

有時候，同理他人就是放過自己，避免用別人的過錯，懲罰自己和家人。來來去去的病人，就是最好的同理心教材，讓人逐漸學會「解讀」生病的人，那些讓人一頭霧水的舉動。

「我被轉學三次。」

一輩子的貴人師長

在我求學的過程中，我曾經「被轉學」三次。第一次是小學二年級升三年級時，第二次是國小畢業升中學時，第三次是高中畢業、選讀大學時。做出這些安排的，都是我的師長。

小時候，我很羨慕和我年紀相仿的鄰居小孩可以去念幼稚園。當然，那個年紀才不是因為自己有滿滿的學習欲望，或了解「知識就是力量」這種大道理，單純是聽到鄰居小孩的分享，覺得那裡是一個可以玩又有得吃的地方。

我爸曾經問我「要不要去上幼稚園啊？」我回他說我不要，因為我會害怕。我說，我害怕那裡的印度老師。實際上，我害怕的是，我媽要為此去雜貨店借錢。

畢竟，我家的家境不好，靠我爸一個人打零工要支撐一家八口，工作時有時無，幼稚園學費肯定又是一筆負擔。

我第一次上學，就是小學。和臺灣一樣，馬來西亞的小學是義務教育，年滿七歲都應該要入學。一開始，我念的是家裡附近的「分校」。

低年級時，我每天就自己走路上下學，放學回家就自己念書，也沒有人會教我。我爸只有小學畢業，工作早出晚歸，我媽則是連小學也沒機會念。

我媽幼年時為了照顧弟弟而晚一年報到，卻因此被小學拒絕入學，結果她連一天學校都沒去過。因為沒有念過書、不識字，我媽吃了很多苦，加上個性老實憨厚，有些街坊鄰居看不起她，甚至會故意欺負她。

我讀「分校」讀到二年級學期末，即將升上三年級之際，李玉琼老師告訴我，要幫我轉學去山上的「總校」，叫我回去問看看我爸的意見。結果，我爸同意了。

山上的「總校」位置比較遠，不是走路就到得了的，我年紀還小，需要我爸每天騎車先載我到山上，才能去工作。即使知道轉學後會「比較麻煩」，我爸還是同意了，他知道這是個難得的機會。

李玉琼老師是我一、二年級的班導師，對於為什麼要轉學，當時的我懵懵懂懂，事後回想，她大概覺得我應該要有更好的資源，所以才安排我「轉學」吧？

我一、二年級的六個學期中，總成績都是全校第一名（馬來西亞一個學年分成三個學期），而且我在一、二年級時，就拿了全校「算術（數學）」比賽的第一名。感謝李老師在年屆退休時，為我做了這麼好的安排。

轉學到「總校」之後，我一路從三年級讀到六年級。畢業前夕，六年級的班導師王建寧老師，悄悄的把我小學六年的成績單，拿去給「吉隆坡中華獨立中學」的時任校長陳順福校長，希望他能讓我「免試保送」進入初中一年級就讀，而且還要學雜費「全免」。

有別於馬來西亞的其他公立中學，以馬來文為主要的教學媒介，這所「中華獨中」是以華語教學，而且是一間學費昂貴的私立學校。

印象中，王建寧老師跟我說過「你會讀書，不要留在鄉下，才不會被埋沒了。」他想幫我「轉學」到首都去，只要我爸願意負擔每個月二十五元（約新臺幣兩百五十元）公車車票就可以了。

我爸同意了。我家住在馬來西亞偏鄉中的偏鄉——萬撓，距離吉隆坡有很大一段路。於是，我開始了每天早上五點起床、站在公車上看書，去程回程都需要一個小時的通勤求學生活。感謝王老師在年屆退休時，為我做了這麼好的安排。

我在吉隆坡中華獨中讀了六年，中學畢業之後，考量馬來西亞的當地大學，仍然有依種族分配的名額限制，再加上我讀的是「華校」，比較不容易進入自己理想中的大學或科系就讀，所以我跟大部分非馬來人學生一樣，開始思考出國讀大學的可能性。

然而，面對歐美大學相對昂貴的學費、生活費等，我是完全不敢奢望的，想要省錢，就只能「就近」選擇，而我也順利考上新加坡南洋理工大學（Nanyang Technological University）的工程系。

當時，新加坡政府有提供獎助學金，我也有申辦助學貸款，而且還有陳順福校長和校董林忠強博士及夫人幫忙我籌措學費，卻仍有很大的「缺口」無法短時間補足。

陳校長告訴我，由於還需要一些時間，才能籌到足夠的學費讓我去新加坡，問我要不要考慮去臺灣，因為生活費「便宜」很多。

聽陳校長這麼說，我幾乎第一時間就答應了。從我上中學以來，他已經幫我很多了，我實在不好意思再麻煩他，於是，我第三次「被轉學」就是到臺灣來念醫學系。很巧的是，新加坡南洋理工大學的縮寫也是 NTU，所以我可以說是從新加坡的 NTU，轉學到臺灣的 NTU。感謝陳校長在年屆退休時，為我做了這麼好的安排。

這是我第一次搭飛機出國，也是最後一次轉學。在此之前，我只有在地理課本上看過臺灣，對臺灣的了解可以說少之又少。在此之後，我在這裡讀書、工作、娶妻、生子、落地生根。

幾度遇到喜歡「戰學歷」的人，拿我馬來西亞僑生的身分做文章，甚至嗆說「你聯考加幾分？」雖然我是覺得比這個很幼稚，但既然人家誠心誠意的發問了，我就基於禮貌回應一下。說真的，我挺感謝這些人，讓我有機會回顧三十多年前的故事。

我是「僑教政策」的受惠者。那時候，臺灣提供兩個免試保送臺灣大學醫學系的名額給馬來西亞，而我就是其中之一。一直以來，我都很感謝臺灣，讓一個窮小子，有機會當上醫生、有機會為臺灣的醫療盡一點棉薄之力。

我從來就不避談自己是馬來西亞僑生的事，上網 Google 就會知道，我在許多的訪談裡都有提到。只是我沒有加分，也沒有參加聯考，而是直接保送入學。

當年，我是「馬來西亞獨中統一考試」的第一名，而且生物、化學、數學等科目都是全國最高分。要說是我「憑實力」獲得的機會，也不為過吧。

或許這樣的入學方式，會讓某些人覺得不舒服，我一直都能理解。為了不想一直被人家問「你聯考加幾分」，我在讀大學的時候，課餘時間沒有選擇去當家教，而是去辦公大樓當清潔工，收垃圾、掃地、拖地、洗廁所都做，寒暑假則去工地搬磚塊，賺學費。

我很珍惜這個難能可貴的求學機會，因此加倍努力。當同學忙著聯誼的時候，我留在宿舍苦讀，追趕進度，最辛苦的大一上學期，我成功熬過來了。大學七年，我總共拿了三次書卷獎，最後是以班排第十名畢業。

我把書讀好、成績考好，並不是為了證明自己多強、能力有多好，而是為了申請獎學金，只有這樣我才能繼續完成學業。尤其感謝俞國華獎學金，那時的新臺幣五萬元夠我付學雜費了，雖然那時根本不知道誰是俞先生。

後來，我在臺大醫院完成內科、胸腔暨重症專科訓練，並選擇留在沒有太多人有興趣的重症領域，也致力推動病人安全、醫病溝通、關懷、TRM（醫療團隊合作／醫療資源管理）、SDM（醫病共享決策）、器官捐贈、安寧療護等，一方面學以致用，一方面算是報答臺灣對我的栽培。

雖然是誤打誤撞來到這裡，但我很愛臺灣，愛她的自由、民主、包容、多元、還有大部分人的善良。

臺灣不只是我太太、小孩的家，也是我的家。沒有當年的僑教政策，就沒有今天的阿金。我不介意別人問我「你聯考加幾分？」也不怕讓人知道「我沒有加分、也沒有考聯考。」不過我也想讓人知道，我沒有愧對這個入學的機會，也會用一輩子來報答所有幫助過我的人。

我的人生中有很多貴人，這三位在我求學期間的關鍵階段出現的貴人，讓我擁有三次「被轉學」的經驗，甚至可以說是改變了我的人生路徑，讓我有機會分享自己行醫的故事、為社會帶來一些正向影響。

當年，他們三位都是年屆退休、仍不遺餘力在教育界服務的師長。如今我已經年過五十，三位貴人也都不在人世了，但他們給予我的永遠存在，我的感激更是一輩子的。

態度決定你的溫度

在人生的重要階段，有些人、有些話、有些安排，都可能是讓一個人往更好的方向前進的契機。我期許自己，能成為他人生命中的貴人，延續我對自己生命中的貴人的感謝。

「你沒有媽媽！」
不，我有五位媽媽

我媽在我讀高二的那年、手術前兩天驟逝之後，我有很長一段時間沒有勇氣接受，尤其沒能見到媽媽的最後一面，更是讓我自責、懊悔數十年，每年五月的母親節，曾經是我最想逃避的節日。

慶幸的是，多虧「她們」像是母親一般的存在，照顧著我，支持著我，為我看似困難的未來，開啓一扇又一扇的窗。我敢說，沒有她們，就沒有現在的阿金。

第一位媽媽是林太太。

林太太是我就讀的吉隆坡中華獨立中學校董林忠強博士的夫人，從我媽過世之後，到我來臺灣念大學之前，幾乎都是她在照顧我的。她會帶著我去買衣服、去銀行開聯名帳戶、去處理就學貸款的事，還用她母親的名義，捐助我來臺灣念大學。林太太對我全心全意的照顧與栽培，讓她的親友都笑稱我是她的乾兒子，但直到現在我都還是習慣尊稱她為「Madam Lee」。

我記得，林太太每次把新買的襯衫拿給我的時候，總是會刻意跟我說，她是因為陪先生去買衣服，看到多買一件有打折，才「順便」買給我。我知道，她是怕我會覺得不好意思，才故意那樣說的。

第二位媽媽是張媽媽。

張媽媽是我醫學院最要好的同學書森的媽媽，也是我結婚前，在臺灣的媽媽。由於我能來臺灣念書，靠的是中學校長和校董夫婦奔走籌措的生活費和學費，每當逢年過節，根本沒有「預算」回馬來西亞。這時，書森都會帶我一起「回家」吃飯。張媽媽燒的菜很好吃，有家的味道。後來，也是她帶我去太座家提親、擔任我在臺灣婚宴上的主婚人。

在當實習醫師的時候，因為工作繁忙，我經常呈現睡眠不足的狀態。每次假日中午到張媽媽家享用完她為我準備的美食後，一個不小心，我就會坐在沙發上睡著。她總是會把電視音量關小，並降低說話的音量，讓我睡到「自然醒」。醒來，又繼續享用晚餐。那是一種待在自己家的自在。張媽媽讓離鄉背井、隻身一人來到異地求學的我，感受到溫暖，也終結孤單。

第三位媽媽是我的岳母。

還記得打算結婚的時候，我只是住院醫師，每個月要繳房租、還助學貸款，再扣掉生活費，薪水所剩無幾。當旁敲側擊探知「聘金」需要三十六萬，憂心著自己恐怕還要存上好一段時間才夠，太座就告訴我「我媽說，拿個盒子、包上紅紙，外面寫上『三十六萬』就可以了！」訂婚、結婚等儀式，也都一切從簡。

婚後，岳父母也從不理會習俗禁忌的「建言」，我這個女婿常常是從除夕、初一就窩在「娘家」過年。有一回，她得知我有慢性蕁麻疹，又聽人家說要喝「蜆精」才會好，她一大早就去傳統市場買了一大袋蜆，再花好幾個小時，熬成超級濃縮的蜆精（一滴水也沒加）給我補身體。我對岳母的感激，寫也寫不完。

第四位媽媽是我的六姨。

印象中，六姨和姨丈在我很小的時候，就很照顧我媽媽，都會順道來載我們去外婆家，我還看過她偷偷塞錢給我媽。後來，虎虎出生以後，每次回到馬來西亞，都是阿姨招待我們一家、張羅吃住。而且六姨和姨丈知道我愛吃榴槤、福建炒麵、肉骨茶，每一趟我們回去，他們都一定會安排好行程、買好榴槤等著我們回去。

小舅舅都會笑說六姨是我的媽媽。不過，我媽有七個姐妹、六個兄弟，她比六姨年長七歲，算一算六姨也才長我十六歲而已。論她對我的照顧、對我的好，她確實是媽媽，但論年紀，她只能算是我的「姐姐」。

第五位媽媽。

她「表裡不一」——內心像媽媽、外表卻像我的女兒。二〇〇七年，她放棄了護理執業，成為全職媽媽後，就把我跟她的兒子一起照顧，開始全年無休照顧家中「一大一小」的工作，食衣住行各方面都是無微不至、親力親為。這位媽媽就是金太座。

這幾年，感謝太座的陪伴，我們一起減重、一起上健身房，讓我可以維持良好的運動習慣。她還會幫我買好看的衣服、外套，讓我更有動機和毅力去減重。這也是為什麼我總是在放閃、安太座，對我來說，安太座就是那麼自然而然、那麼日常的事。

我十七歲之後的人生，雖然是「沒有母親」陪伴的人生，卻也是有「更多母親」照顧的人生。擁有這五位媽媽的疼愛，我很幸福。

若說要我把對我媽的愛移轉給她們，當然不可能完全平均的公平分配，而且最大的那一份，一定是給第五位媽媽的。

想當初，我媽是因為醫生勸她「如果不接受手術，你就沒辦法看到你兒子結婚了。」而答應進行手術，接著就開始長達兩年的等待，可惜沒能等到最後。

如今三十多年過去了，因為好多人的照顧，我已經從那個無助徬徨的小男孩，成為那個邁入半百的中年男子。我不只成家立業，還當了醫生，我不只結婚了，連兒子也長到十七歲了，不知道我媽看到了沒有？

態度決定你的溫度

沒有媽媽陪伴長大的我，何其幸運能擁有五位媽媽的疼愛。感恩的心，說不盡的感激。因為有「她們」如母親般的存在，才有現在的我，才有現在溫暖的阿金。

「人情世故一定要啦！」

逐漸明白的父愛

一個下著雨的上午，我趁著工作空檔，在醫院找了一個沒有人看得見的角落，打電話給馬來西亞的爸爸。昨天大姐跟我說，今天是我爸的農曆生日。我沒有在記農曆的，但是我爸沒在過國曆生日的，所以每一年都是大姐在提醒我。可是我有些納悶，今天應該是我爸國曆生日啊，會不會是我姐搞錯了？

「爸！」

「阿金啊！」

「爸，生日快樂！我剛匯兩千（馬幣）給你買東西吃。」

「哎呀，不用啦！」聽得出來，他是很開心的。

「爸，你有收到我寄去的書嗎？」

「有啊！我看完了。我很開心，你年紀大了，就知道爸爸是愛你的。爸爸沒讀什麼書，但是從小就跟你講三件事：第一是勤有功，戲無益，第二是做人要有志氣，第三是要懂得報恩。」聽到他話匣子打開，講起這些我不知道聽了多少遍的話，我就放心了。三個月以來的不安，終於解脫了。

還記得出版第一本書《ICU 重症醫療現場》前夕，對於要不要收錄〈常寫我媽卻很少寫我爸：說不出口的愛〉這篇，我很掙扎，也很猶豫。雖然字裡行間提到我逐漸明白我爸對我的愛，但也提到我對他曾經的不諒解與怨恨，尤其還說到他喜歡賭博的事蹟，我很擔心他看了之後會難過。

甚至出版都快一個月了，我還遲遲不敢把書寄給我爸。明明他是我想要分享出書喜悅的人之一，我卻怎麼樣都提不起勇氣。後來，在編輯的建議下，我總算下定決心要把書寄到馬來西亞。

我不只在書名頁寫了感謝他的話，也在這篇文章的末段，寫了「爸，我愛您！」心想，萬一他因為讀了書而難過或生氣的話，這幾字應該能稍微讓他感到安慰與釋懷吧。

其實「爸，我愛您！」這幾個字，在我心中醞釀很久了，只是我一直以來都開不了口，剛好藉著這個機會用寫的。

不過，書寄了是寄了，我的忐忑不安卻不比出書前少，因為書都已經寄出超過三個月了，我爸都沒有打電話來。於是，我就一直活在擔心與不安裡，又實在鼓不起勇氣直接打電話給他。期間，好幾次因為出版新書接受媒體採訪，偏偏幾乎每一個記者都很愛問起這一段。

為了幫爸爸澄清、避免他被誤會，每一次回應我都刻意強調我爸的賭是很「節制」的，他會記得把我上學的交通費先存起來，也會提到總是耳提面命要我懂得報恩的他，代替遠在臺灣的我、千里迢迢去送花圈的事。

但事後我又會很後悔、很自責，幹嘛又要提起賭博的事，爸爸看到了會不會很難過，還是會很生氣。

有次，上鄭弘儀大哥主持的〈新聞挖挖哇〉時，這段故事又被談論起。鄭大哥問我「那你怎麼沒有跟你的父親說，你其實很愛他呢？」我有點語塞的說「我有用寫的！」只是尚未得到回應。感謝大姐，在這麼關鍵的時刻，給了我一個這麼好的理由，打電話給爸爸。

「爸，謝謝你幫我送花圈去檳城，林太太很感謝你。」林太太在我求學階段幫助我很多，尤其是我媽過世之後。她的婆婆（家婆）過世時，我因故沒能親自到場，我爸向來就叮囑我要懂得報恩，林太太既是我的貴人，也是恩人，於是他就一個人搭著公車、帶著花圈，前往離家三百多公里外的喪家致意。

「我常常都告訴你，這些人情世故是一定要的啦，上次校長過世的時候，我也是有去。」是的，每一次我都會讓爸爸，把他代替我做的這些人情世故，一再重複的講。我知道，那是他很高興、也是很驕傲的事。當然，那也是他的兒子很感激他的事。

「爸，可能要等到明年，新冠疫情過去了，我才能帶虎虎回去馬來西亞看你了。」我出第一本書《ICU 重症醫療現場》時，恰好碰上新冠疫情。那陣子，很多國家對出入境管制都有特別的規定。

「阿金，謝謝你打電話來。」印象中，我爸不曾跟我說過謝謝。聽到他這樣說，在我變色鏡片後的眼眶裡，淚水不斷的在打轉。這時候，眼角餘光看見有一位認識的同事路過，我趕緊低下頭，深怕被他看見。

「爸，今天到底是你的農曆生日，還是國曆生日啊？」我趕緊轉換話題。因為再跟我爸這樣說下去，我擔心自己可能無法掩飾聲音裡的哽咽了。

「是農曆生日，也是國曆生日啊！剛好都在今天，也不知道要有多少年，才會有一次這樣的巧合？」掛了電話之後，好奇的我趕緊上網找解答。原來，有不少人（不是每一個人）的農曆生日和國曆生日，每隔十九年就會落在同一天。

國曆一年有 365.2422 日，農曆一個月有 29.5306 日。國曆十九年有 6939.6 日，農曆十九年有七閏，總共二三五個月，也就是 6939.69 日。只要尋找兩者最小公倍數，每隔十九年就會出現農曆生日和國曆生日同一天或差一天的情況。以上，這一段很明顯我是在「逃避」。

那次的通話裡，我還跟我爸說，等到疫情過去，你再上去「雲頂」小賭一下（雲頂高原有馬來西亞唯一合法的陸地賭場）。連我自己都想不到，糾結了幾十年、曾經耿耿於懷的事，竟然可以半開玩笑的說出來。

就這樣，那一句「爸，我愛您！」還是沒有勇氣說出口。這一次，我先用文字傳達，下一次回去馬來西亞，我應該會有勇氣給我爸一個擁抱吧。

態度決定你的溫度

我很早以前就感受到我爸對我的愛了，但卻怎麼也沒勇氣說出我對他的愛。沒想到，他在我的書裡看見我的感謝，也看見他帶給我人生的影響。

「我可以陪他去醫院！」

臺灣最美的風景

「你這褲子也才穿一天，怎麼馬上破了一個洞啊？」這套西服是參加總統就職典禮前，太座特別陪我去治裝的。

「襪子上也有一個洞，剛好就和褲子同一個位置，應該是在高鐵上不小心勾到的。」就職典禮那天，我遇到了一個意外小插曲。

一早，我乘坐在前往臺北的高鐵上，專注研究著等等到站之後，如何用最快的速度移動到總統就職典禮的會場時，突然聽到車長廣播，說某車廂需要醫療人員的協助。於是，我離開座位，快步的走過去。遠遠就看到有人躺在走道上，他的身邊有一群熱心的乘客正在幫忙。

「阿金醫師！我是護理師。」我靠過去之後，跪坐在病人旁的女士認出我來。

「他的意識還清醒嗎？」我預計這位護理師應該已經稍微掌握病人的狀況了。

「有回應。他說頭很暈，可是目前血壓量不出來。」病人有回應的話，就暫時不用請服勤員去拿 AED（自動體外心臟去顫器）了。AED 是用於搶救已經「無脈博」「無呼吸」「無心跳」的病人的工具。

「脈搏如何？強不強、快不快、有沒有規律性？」我一邊問的時候，就看到護理師已經在摸病人的橈動脈了。橈動脈就是中醫師在把脈時，最常量測的腕部脈搏的位置。

「嗯，現在脈搏感覺有比較強了。雖然不快，但是還算規律。」過了幾秒鐘之後，護理師回應我。

「先生，頭還是很暈嗎？」我問躺在地上的他。

「很暈。」

「胸口會不會悶痛？」

「不會。」

「血壓還是量不出來嗎？」我詢問站在頭側，幫忙量血壓的先生。

「對，量不出來！」他一邊回答我、一邊伸出手來，看起來像是想要去摸病人脖子側邊的頸動脈。

「等等，不要摸那裡。」我趕快制止他。

病人有頭暈的情況，很可能是腦部供血不足所造成，而頸動脈是心臟供應血液到腦部的主幹道之一，按壓頸動脈反而會讓腦部的血流減少，加劇病人的症狀。更何況離心臟比較遠、脈搏比頸動脈低的橈動脈，都摸得到脈搏了，頸動脈當然也會摸得到，就沒有必要再去「壓（摸）」了。

「離最近停靠站還要多少時間？」我抬頭問列車長。

「桃園，再十分鐘就到了！」

「好，趕緊通知醫務人員準備。」

「來，把他的腳抬起來！」我跟蹲在病人腳邊，正在幫病人做腳部按摩的先生說。稍微把雙腳抬高，有助增加回流到心臟的血液，升高血壓。

「血壓量出來了嗎？」我再次詢問幫忙量血壓的先生。他搖了搖頭。

「他的壓脈帶綁得太低了。」我注意到，雖然用的是手臂式血壓計，但壓脈帶竟然是綁在病人手肘以下的位置，應該要綁在手肘以上才對。

「沒辦法，手臂太粗，綁不起來。」

「有大一點的嗎？」我回頭詢問高鐵服勤員，她搖搖頭。在此，由衷建議高鐵可以準備一個大一點的壓脈帶以備不時之需，就像大部分的航空公司會為體型比較壯碩的乘客，準備加長的安全帶一樣。

「目前橈動脈很強，規律，不快。」雖然暫時量不到血壓，但護理師持續在觀察病人的情況，並適時向我回報。而我在確認過沒有立即的危險後，我再來排除其他狀況。

「請問，有注射用的軟針或血糖機嗎？」高鐵服勤員一樣搖搖頭。確實，要備有 IV catheter（靜脈留置軟針，是用來注射藥物或輸注點滴的途徑）或點滴可能有點為難，但準備一個血糖機是有需要的。

血糖機有助立即確認血糖高低，尤其病人發生類似低血糖的症狀時，透過血糖機可以有效避免判斷錯誤，提供即時的處理。意識清楚的頭暈，也是低血糖的症狀表現之一。

「先生，你有沒有糖尿病？」

「沒有。」

「早餐有沒有吃？」

「有。」

「吃什麼？」

「一個飯糰。」

好吧，看起來是不太需要擔心低血糖的問題了。

「剛剛是怎麼發生的？有沒有不尋常的地方，像是全身抽動，或大叫一聲之類的。」我問坐在病人鄰座的乘客。

「都沒有，突然就整個人滑下去了。」

我的腦中浮現了幾個推斷。看起來不太像是癲癇，可能是眩暈（指天旋地轉的感覺，導致身體失去平衡）或昏厥（指短暫性的失去意識，在數秒數分鐘後又完全回復）嗎？那是心因性的，還是神經性的呢？

「要不要給他含這個？」我的思緒被身邊一位熱心的民眾打斷，他拿了一小瓶硝酸甘油舌下含片（NTG）給我。

「不可以，因為他現在可能是低血壓，若再含這個舌下含片，血壓會掉得更低。」硝酸甘油片是一種血管擴張藥，含服後可能會有血壓急速下降的副作用。

「血壓量出來了！」幫忙量血壓的先生大喊一聲。我看病人的血壓是一百三十幾和七十幾，心跳也沒有超過一百，應該也沒有什麼緊急可以處理的事。

此時，護理師拿著手機，正在和躺著的那位先生講話，我想她應該是正在通知他的家人。於是，我小聲的提醒她：「到站之後，看是會送哪一家醫院，到時記得再通知他的家人直接到醫院會合。」

「桃園站會送到哪一間醫院呢？是和敏盛、壢新，還是和長庚醫院合作？」我問。

「我也不知道。」高鐵服勤員聳聳肩。

「我剛好在桃園下車，我陪他下去。」護理師回。

眼看剩下不到兩分鐘就要到站了，我研判應該只會有輪椅在車外等候，不會有擔架進到車廂來。我們得想辦法把病人搬運下車才行。

「先生，你的脖子會不會痛？手腳會不會麻？」

「不會。」

「來，我們需要五個人，把他抬下去！你負責扶著頸部、你負責手、你拉這個腰帶、我們兩個人就抬他的腳。先生，你要把手抱在胸前，待會才不會勾到椅子。」我分配好工作，大家陸續就定位。

「先生，你有帶行李嗎？」

「有，一個紙箱、一個行李箱。」他比了比車門方向。

「先生，這個是嗎？」站在車門那頭的高鐵服勤員，舉起一個長長的紙箱詢問。他點了點頭。

「行李箱有兩個，一個大一個小，哪一個是你的？」他思考了一下，但沒有回答。

「沒關係，待會兒走到行李那邊，你再指一下。」整個車廂裡，都是我的聲音，我的嗓門真的不小，不知道有沒有被錄下來。結果，他帶的是一個大行李箱。

下車後，我和民眾合力把他抬上輪椅。我想，應該就是在搬運的某個環節，我的褲子和襪子一起被勾破了。

「請問，哪一位是護理師呢？我來交一下班。」我詢問在桃園站月臺等候的工作人員。

「阿金醫師！我是護理師。」原來她也認識我。我簡單的跟她交接後，便準備上車，繼續往北。

正要上車時，剛剛在車上幫忙的那位護理師，塞了一張名片給我。我心想，怎麼會有護理師在帶名片的，一看才發現她是南部某醫院的護理部主任。她可以說是從頭陪到尾，也發揮了最大的功能：穩定病人的心、穩定家屬的心，並陪伴他去就醫。

其實，在高鐵上，除非是心跳停止需要 CPR，或心律不整需要電擊，我們醫師才能發揮「功能」，要不然可以做的，真的不多，頂多就是「穩定場面」而已。這次，多虧車上民眾的幫忙與協助，在這個緊急、關鍵的時刻，臺灣人的人情味發揮了很重要的作用。

我決定把這個經歷寫出來，除了是感動於「臺灣最美的風景」外，也提醒伸出援手的時候，有一些小細節還是要留意，尤其是藥物，真的不能隨便分享。後來，我也向高鐵的廠醫（剛好有認識）做了一些提議，期許每一位有需要的乘客，都能獲得更充分更完善的協助。

這件事讓我確信「當個更有溫度的人」不只是我個人期許，也正發生在你我身邊的每個角落。無論在什麼位置，我們都可以選擇，當一個更有溫度的人，任何一個暖心、同理的微小舉動，都將成為「帶風向」的力量，把人帶往更有溫度的立場，而願意去看見他人的需求，為社會創造更溫暖的氛圍，而展開善的循環。

態度決定你的溫度

臺灣人的人情味編織成最美的風景。即使面對生命中的「過客」也不吝伸出援手，即使在匆忙的旅程中，也願意停下腳步，發揮自己可以做的事。

特別收錄4

醫療是攔截行為
有聽要知道

「我爸不過就是胸口悶，怎麼突然就心跳停止？」

「我兒子不過就是食物中毒，怎麼會救不回來？」

「我媽不過就是頭痛，怎麼會突然就昏迷、插管、還要緊急開刀？」

「我弟車禍明明大難不死，怎麼送到你們醫院之後，病況就急轉直下？」

很多家屬都有這些「不過怎麼樣，怎麼會變這樣」的疑問，這代表著他們對於「疾病本身」和「疾病的自然進程」不夠了解。所謂「疾病的自然進程」是指在沒有接受治療的情況，或已經有接受治療之後，疾病仍沿著「常見的軌跡」進展、惡化。

「我爸不過就是胸口悶，怎麼突然就心跳停止？」這是心肌梗塞導致的胸悶現象，下一秒就出現致命性心律不整或心跳

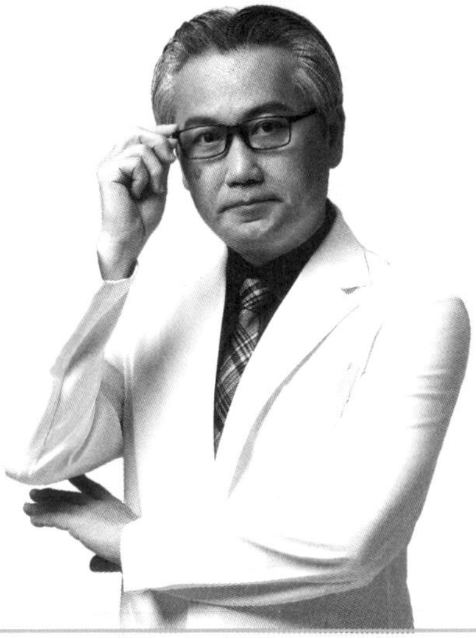

停止，是疾病可能的進程。

「我兒子不過就是食物中毒，怎麼會救不回來？」這不是一般的食物中毒、兩三天就會緩解，而是「米酵菌酸（邦克列酸）」中毒，這是一種劇毒，會引起「多重器官衰竭」就算使用葉克膜，也不一定阻擋得了對生命的威脅。

「我媽不過就是頭痛，怎麼會突然就昏迷、插管、還要緊急開刀？」這是腦動脈瘤破裂出血導致的頭痛症狀，下一秒就出現昏迷、甚至呼吸心跳停止，也是疾病可能的進程。

「我弟車禍明明大難不死，怎麼送到你們醫院之後，病況就急轉直下？」這是車禍發生的當下，就已經出現腦出血、內臟出血，而且他的疾病是現在進行式，從發生車禍到抵達醫院這段時間，都是處於「持續惡化」的狀態。

再以老人家的肺炎為例。一開始的症狀，真的就像「感冒」一樣輕微。但隨著疾病自然的進程發展下去，嚴重的話，會喘、血氧下降，以致需要插管使用呼吸器，也可能會進展到敗血性休克（血壓下降）合併多重器官衰竭，甚至進展到死亡。

以上都是老人家罹患肺炎可能的進程，而醫療所做的事，就是「攔截疾病的惡化」。其中最好的結果，當然是把病人「往上拉」回到他住院前的狀況。差一點的，就是維持他在入院時的情況（持平）。再差的，就是病況還是持續惡化中，甚至會走向死亡。

醫療並不是每一次都能成功把病人「往上拉」回最好的結果，因為過程中會出現很多變數，醫療人員只能盡最大的努力，試圖去「攔截」疾病的惡化。但家屬所期待的，往往就是「都送到醫院了，當然要改善、要變好，要不然，至少也得要持平，哪有越醫越差的道理？」

於是，當實際治療結果不盡如人意，與期待值有所差距時，很多家屬會就此來質疑或責怪醫療人員有疏失。以為病人病況越來越差，是醫院、醫護人員的問題，卻不知道這就是疾病「原來的軌跡」，醫療只是「無力挽回」而已。

民眾會有這樣的想法是難免的。所以醫療人員更需要在「第一時間」就說明清楚，讓家屬知道，疾病的未來發展狀況與「接下來可能惡化」的進程。讓家屬知道，病人的情況並不是他們所認知的「好好的」。

這樣的說明必須「事先」就做，而不是等到病況惡化才跟家屬說「本來就會這樣」。因為「事後」的解釋再多、再仔細，聽在「事與願違」的家屬耳裡，只會覺得是在「狡辯」、是脫罪之辭。

尤其是被送到急診或加護病房的病人，疾病的自然發展，本來就有比較高的機率會走向家屬最不想接受的結果。醫療人員能做的，就是盡快阻止疾病變嚴重，盡力攔截「向下發展」的任何可能。一旦阻擋不了，病情當然就會依照既有的「自然進程」惡化下去。

也就是說，導致病人死亡的是「疾病本身」而非醫院，更非醫師。不會有醫師會刻意要去害病人、要讓病人惡化，每一位醫師都會用盡全力去對抗醫病共同的敵人「疾病」和「無常」，只是並不是每一次都能這麼順利，都能在「懸崖邊」成功把病人再拉回來。

ICU 重症醫療現場 3

當個更有溫度的人

作　　者 | 陳志金
企畫選書 | 林小鈴
特約編輯 | 鬆餅蔡蔡子
主　　編 | 潘玉女

行銷經理 | 王維君
業務經理 | 羅越華
總 編 輯 | 林小鈴
發 行 人 | 何飛鵬
出　　版 | 原水文化
臺北市南港區昆陽街16號4樓
電話：02-2500-7008　傳真：02-2502-7676
E-MAIL：H2O@cite.com.tw　FB：原水健康相談室
發　　行 | 英屬蓋曼群島商家庭傳媒股份有限公司城邦分公司
臺北市南港區昆陽街16號8樓
書虫客服服務專線：02-2500-7718；2500-7719
24小時傳真專線：02-2500-1990；2500-1991
服務時間：週一至週五上午09:30～12:00；下午13:30～17:00
讀者服務信箱：service@readingclub.com.tw
劃撥帳號 | 19863813　戶名：書虫股份有限公司

香港發行 | 城邦（香港）出版集團有限公司
香港九龍土瓜灣土瓜灣道86號順聯工業大廈6樓A室
電話：(852)2508-6231　傳真：(852)2578-9337
電郵：hkcite@biznetvigator.com
馬新發行 | 城邦（馬新）出版集團 Cite(M) Sdn. Bhd.
41, Jalan Radin Anum, Bandar Baru Sri Petaling,
57000 Kuala Lumpur, Malaysia.
電話：(603)90578822　傳真：(603)90576622

封面設計 | 劉麗雪
內頁設計・排版 | 吳欣樺
攝　　影 | STUDIO X 賢勤藝製有限公司（梁忠賢）
製版印刷 | 卡樂彩色製版印刷有限公司
初版 | 2024年08月08日
定價 | 400元
ISBN | 978-626-7268-99-5

城邦讀書花園
www.cite.com.tw
Printed in Taiwan

國家圖書館出版品
預行編目(CIP)資料

ICU重症醫療現場3：當個更有溫度的人／
陳志金著. -- 初版. --臺北市：原水文化出
版：英屬蓋曼群島商家庭傳媒股份有限公
司城邦分公司發行,
2024.08
面；　公分--(悅讀健康系列；HD3200)
978-626-7268-99-5　(平裝)
1.重症醫學　2.通俗作品
415　　113009106

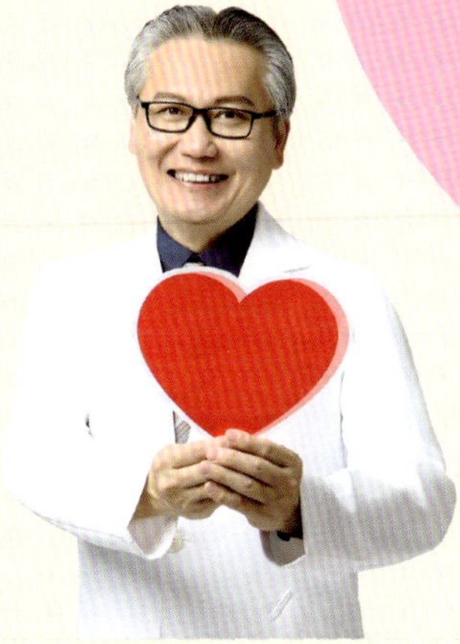

傳遞溫度 暖心小卡

你可以比你想的還暖！

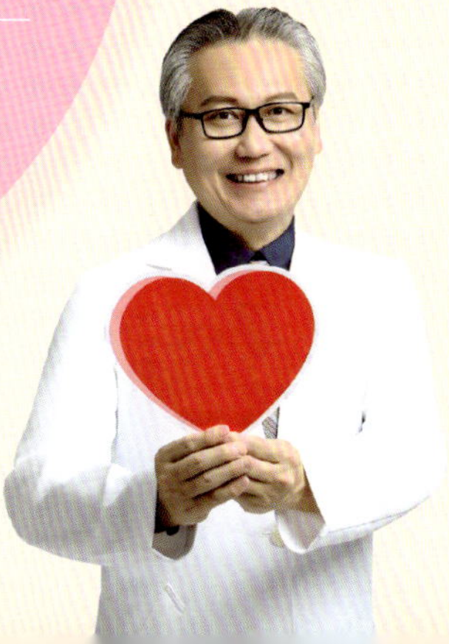

傳遞溫度 暖心小卡

你可以比你想的還暖！

當個更有
溫度的人

無論在什麼位置，我們都可以選擇
當一個更有溫度的人

——Icu 醫生陳志金（阿金醫師）

掃描追蹤·阿金醫師

當個更有
溫度的人

無論在什麼位置，我們都可以選擇
當一個更有溫度的人

——Icu 醫生陳志金（阿金醫師）

掃描追蹤·阿金醫師